Hans Morschitzky

Angst und Sorgen die Macht nehmen

Selbsthilfe bei Generalisierter Angststörung

Patmos Verlag

Wichtiger Hinweis:
Die in diesem Buch enthaltenen Informationen, Hinweise und Übungen wurden nach bestem Wissen des Autors erstellt und sorgfältig geprüft. Sie ersetzen jedoch nicht den persönlich eingeholten (psycho-)therapeutischen oder medizinischen Rat. Verlag und Autor können für Irrtümer oder etwaige Schäden, die aus der Anwendung der dargestellten Informationen, Hinweise oder Übungen resultieren, keine Haftung übernehmen. Deren Nutzung bzw. Durchführung erfolgt auf eigene Verantwortung der Leserinnen und Leser.

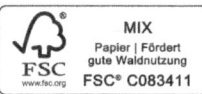
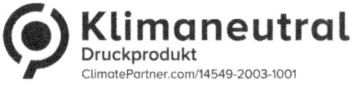

Die Verlagsgruppe Patmos ist sich ihrer Verantwortung gegenüber unserer Umwelt bewusst. Wir folgen dem Prinzip der Nachhaltigkeit und streben den Einklang von wirtschaftlicher Entwicklung, sozialer Sicherheit und Erhaltung unserer natürlichen Lebensgrundlagen an. Näheres zur Nachhaltigkeitsstrategie der Verlagsgruppe Patmos auf unserer Website www.verlagsgruppe-patmos.de/nachhaltig-gut-leben

Bibliografische Information der Deutschen Nationalbibliothek
Die Deutsche Nationalbibliothek verzeichnet diese Publikation in der Deutschen Nationalbibliografie; detaillierte bibliografische Daten sind im Internet über http://dnb.d-nb.de abrufbar.

2. Auflage 2023
Alle Rechte vorbehalten
© 2017 Patmos Verlag
Verlagsgruppe Patmos in der Schwabenverlag AG, Ostfildern
www.verlagsgruppe-patmos.de

Umschlaggestaltung: Finken & Bumiller, Stuttgart
Druck: CPI books GmbH, Leck
Hergestellt in Deutschland
ISBN 978-3-8436-0939-5 (Print)
ISBN 978-3-8436-0940-1 (eBook)

Angst und Sorgen die Macht nehmen

Inhalt

Vorwort 7

Teil 1
Was ist eine Generalisierte Angststörung? 11
Krankheitswertige Ängste und Sorgen 13
Zentrale Krankheitsmerkmale 18
Die zentralen Merkmale der Ängste und Sorgen 24
Was macht die Diagnosestellung in der Hausarztpraxis schwierig? ... 39
Welche Unterschiede bestehen gegenüber anderen
psychischen Störungen? 42
Ein Blick auf die Zahlen 46

Teil 2
Wie entsteht eine Generalisierte Angststörung? 51
Das biopsychosoziale Krankheitsmodell als Erklärungsrahmen 53
Der Faktor der Biologie 55
Die Bedeutung der sozialen Umwelt 58
Der Aspekt des persönlichen Verhaltens 63
Zentrale Erklärungsmodelle als Behandlungsgrundlage 66

Teil 3
Ein Selbsthilfeprogramm in neun Schritten 99
Schritt 1: Problem- und Zielanalyse: Analysieren Sie Ihre
Angststörung und klären Sie Ihre Ziele 101
Schritt 2: Änderung der Denkmuster: Entwickeln Sie neue
Einstellungen zu gefürchteten Ereignissen, Ängsten und Sorgen 117
Schritt 3: Erhöhung der Unsicherheitstoleranz: Lernen Sie,
mit Unsicherheit besser umzugehen 131
Schritt 4: Problemlösungstraining: Entwickeln Sie Lösungsstrategien
für reale Probleme 138
Schritt 5: Angst-und-Sorgen-Konfrontation: Spielen Sie
Angstsituationen gedanklich bis zum Ende durch 145
Schritt 6: Achtsamkeit und Akzeptanz: Gehen Sie achtsam
mit Gedanken, Gefühlen und Körperempfindungen um 155

Schritt 7: Emotionsbewältigung: Erlernen Sie den richtigen Umgang mit Gefühlen 168

Schritt 8: Konfliktbewältigung: Klären Sie Ihre Beziehungskonflikte 184

Schritt 9: Verbesserung des Wohlbefindens: Nutzen Sie Entspannung, Sport und Hobbys 188

Schluss 195

Anmerkungen 196

Literatur 197

Vorwort

Es ist ganz normal, Angst zu haben und sich Sorgen zu machen um das, was man liebt und was einem wichtig ist: um die Angehörigen und deren Wohlergehen, um die eigene Befindlichkeit, um die momentane und die zukünftige Lebenssituation, um die Umwelt, die Welt an sich, gerade auch angesichts des Umstands, wie es heutzutage bei uns und anderswo zugeht. Wenn die ängstliche Besorgtheit um das Wohlergehen in der Zukunft so weit ausufert, dass die Lebensqualität in der Gegenwart zunehmend darunter leidet und die schulische, berufliche, soziale und sonstige Funktionsfähigkeit erheblich beeinträchtigt ist, spricht man von einer Generalisierten Angststörung – einer Sorgenkrankheit.

2,2 Prozent der deutschen Bevölkerung – zweimal mehr Frauen als Männer – leiden innerhalb eines Jahres unter dieser Störung, die dadurch charakterisiert ist, dass die Betroffenen ihre andauernden übermäßigen Ängste und Sorgen in Bezug auf vielfältige Aspekte des Lebens nicht unter Kontrolle bekommen. Die Störung wird deshalb »generalisiert« genannt, weil die ständigen Ängste und Sorgen sich auf alle möglichen Lebensbereiche erstrecken und nicht auf eine bestimmte Thematik wie Krankheitsängste, soziale Ängste oder Trennungs- bzw. Verlustängste eingeschränkt sind.

Ständiges ängstliches Sich-Sorgen-Machen führt – im Gegensatz zu akut auftretenden Panikattacken – zu einer körperlichen Dauerverspannung, deretwegen die Betroffenen oft von Arzt zu Arzt gehen, ohne dass die psychische Grunderkrankung erkannt und behandelt wird. Nicht selten wird die Fehldiagnose einer Depression, einer Panikstörung oder eines Erschöpfungssyndroms gestellt. Aufgrund des Umstands, dass mehr als vier Fünftel der Betroffenen im Laufe der Zeit auch noch andere psychische Störungen bekommen, ist die Diagnosestellung in der klinischen Praxis allerdings auch nicht leicht.

Oft leiden nicht nur die Betroffenen unter der unkontrollierbaren Sorgenspirale im Gehirn, sondern auch die Angehörigen, die sich davon zunehmend genervt fühlen. Was kann man tun, wenn man sich selbst und auch andere mit Ängsten und Sorgen fertigmacht?

Früher wurden oft Beruhigungsmittel (Tranquilizer) verschrieben, die langfristig abhängig machen; gegenwärtig gelten Antidepressiva als die Mittel der Wahl, wenn es um eine medikamentöse Behandlung geht. Heutzutage ist es selbstverständlich geworden, bei Ängsten psychotherapeutische Hilfe in Anspruch zu nehmen. Viele Menschen mit einer Generalisierten Angststörung stehen einer Psychotherapie jedoch skeptisch gegenüber. Typisch sind folgende Fragen: Kann man sich ändern, wenn man schon immer so ängstlich war? Hilft es wirklich, mit einem Psychotherapeuten über Ängste und Sorgen zu reden oder entsprechende Bücher zu lesen, wenn man ohnehin gerne anders wäre, aber es trotz aller Anstrengungen bislang nicht geschafft hat?

Werden Sie von ständigen unkontrollierbaren Ängsten und Sorgen gequält? Dann hat Ihr Problem jetzt einen Namen, und man kann es auch erfolgreich behandeln, jedenfalls viel besser als früher. Die Generalisierte Angststörung wurde erstmals im Jahr 1980 in den USA definiert, damals noch als Restkategorie zu den anderen Angststörungen; heutzutage hat sie ein klar definiertes Erscheinungsbild.

Dieses Buch möchte Ihnen und allen anderen Betroffenen sowie auch Ihren Angehörigen Mut machen. Veränderung ist möglich! Sie müssen kein anderer Mensch werden; es reicht, wenn Sie mit dem Problem Ihrer überängstlichen Besorgtheit besser umgehen können.

Dieser Ratgeber gibt Antwort auf drei zentrale Fragen: Was sind normale Ängste, und wann werden Ängste und Sorgen um zukünftiges Unglück krankheitswertig? Woher kommt es, dass die einen in der Zukunft ein Problem und eine Gefahr und die anderen eine Hoffnung und eine Chance sehen? Was kann man tun, wenn man erkennt, dass die ständigen Ängste und Sorgen ein krankheitswertiges Ausmaß annehmen?

Teil 1 dieses Buches informiert über normale und gesunde Ängste und Sorgen sowie über krankheitswertige ängstliche Besorgtheit.

Teil 2 eröffnet einen Einblick in die tieferen Ursachen, unmittelbaren Auslöser und verstärkenden Faktoren einer Generalisierten Angststörung.

Teil 3 bietet ein Selbsthilfeprogramm in neun Schritten an, das in leichteren Fällen eine Behandlung überflüssig machen und bei erheblichem Leidensdruck eine Psychotherapie sinnvoll ergänzen soll.

Als Verhaltenstherapeut mit zusätzlicher Ausbildung in Systemischer Familientherapie und mehr als drei Jahrzehnten an therapeutischer Erfahrung im stationären und ambulanten Bereich in Linz, Österreich, habe ich mich bemüht, auch die theoretischen und therapeutischen Konzepte anderer Psychotherapiemethoden zu berücksichtigen, die geeignet erscheinen, die Chancen zur erfolgreichen Bewältigung einer Generalisierten Angststörung zu erhöhen.

Ich bedanke mich bei Frau Dr. Christiane Neuen vom Patmos Verlag für ihr hohes Engagement im Interesse einer besseren Verständlichkeit und leichteren Lesbarkeit dieses Buches, vor allem auch für die zahlreichen konstruktiv-kritischen Rückmeldungen und die ausgezeichnete Zusammenarbeit seit vielen Jahren.

Als Autor wünsche ich Ihnen die bestmögliche Umsetzung aller Schritte zu einem Leben mit weniger Ängsten und Sorgen sowie zu mehr Freude und Erfolgserlebnissen. Verzichten Sie dabei auf das unrealistische Ziel eines völlig angst- und sorgenfreien Lebens. Es reicht, wenn Sie trotz gelegentlicher Ängste und Sorgen das tun können, was Ihnen in Ihrem Leben wichtig ist.

Für Rückmeldungen zu diesem Buch bin ich Ihnen dankbar. Alle Daten dazu finden Sie auf meiner Homepage www.panikattacken.at.

Hans Morschitzky

Teil I
Was ist eine Generalisierte Angststörung?

Krankheitswertige Ängste und Sorgen

Begriffsklärung: Angst – Furcht – Panik – Sorgen – Grübeln

Die Zukunft ist unsicher; sie kann eine Chance, aber auch eine Bedrohung sein. Wir können der Zukunft nicht ausweichen, sondern ihr nur mutig und weise entgegengehen, während wir unser Leben entsprechend unseren Möglichkeiten gestalten.

Als Menschen haben wir die Fähigkeit zur mentalen Vorwegnahme von Ereignissen in der Zukunft sowie zur Vergegenwärtigung von Erfahrungen in der Vergangenheit. Die mentale Vorwegnahme zukünftiger Bedrohungen löst auf der gedanklichen Ebene Besorgtheit und auf der gefühlsmäßigen Ebene Angst aus, begleitet von unangenehmen körperlichen Zuständen wie muskulärer Anspannung und innerer Unruhe.

Angst ist unsere gefühlsmäßige Reaktion, wenn wir die Zukunft als Gefahr erleben – ähnlich wie wir blitzschnell *Furcht* bekommen, in Verbindung mit einem Kampf-Flucht-Reflex, wenn wir eine gegenwärtige Situation als Bedrohung einschätzen. Eine erhöhte Angstbereitschaft einige Zeit vor einer Bedrohung beschleunigt die Auslösung einer Furchtreaktion, wenn tatsächlich eine Gefahr unmittelbar bevorsteht. Furcht kann bis zur Panik im Sinne einer *Panikattacke* ansteigen, wenn wir uns zu Recht oder zu Unrecht einer plötzlichen Bedrohung für Leib und Leben ausgesetzt sehen. Furcht und Panik lassen schnell nach, wenn die reale oder vermeintliche Gefahr vorüber ist. Angst dagegen kann anhalten, auch ohne konkrete Bedrohung.

Wenn ohne reale Bedrohung in bestimmten Situationen eine unnötig heftige Furchtreaktion in Form einer Flucht- und Vermeidungsreaktion mit Nachteilen für das ganze Leben einsetzt, handelt es sich um den krankheitswertigen Zustand einer *Phobie*. Es besteht eine *Spezifische Phobie*, wenn nur eine ganz bestimmte Situation gefürchtet wird, oder eine *Agoraphobie* (auf Deutsch »Platzangst«), wenn mindestens zwei Situationen gefürchtet und vermieden werden. Menschen mit Phobien entwickeln über bestimmte konkrete Situationen hinaus erhebliche Erwartungsängste, weil sie nicht sicher sind, ob und wie sie diese Situationen erfolgreich bewältigen können, sodass sie zur Vermeidung neigen.

In Bezug auf die Zukunft treffen alle Menschen bewusst oder unbewusst *Vorhersagen*, die sich später – analog zu einer ersten medizinischen Verdachtsdiagnose – als »falsch positiv« oder »falsch negativ« herausstellen. *Falsch positive Erwartungen* führen zu Angst und Sorgen, weil irrtümlich eine Bedrohung angenommen wird. *Falsch negative Erwartungen* wiegen uns in Sicherheit, obwohl tatsächlich eine Gefahr droht. Zur Sicherung unseres Überlebens neigt unser Gehirn zu falsch positiven Erwartungen. Lieber einmal zu viel, als einmal zu wenig gefürchtet! Falsch negative Erwartungen beruhen auf einem *optimistischen Trugschluss*, dass alles gut ausgehen wird – anderenfalls wären wir ständig ängstlich und nervös, wie dies bei jenen überbesorgten Menschen der Fall ist, die aufgrund ihrer *selektiven Wahrnehmung von Gefahr* ständig falsch positive Erwartungen haben.

Sorgen sind die kognitive Komponente der Angst. Sie drücken die menschliche Fähigkeit aus, mögliche Gefahren und Probleme in der Zukunft vorherzusehen und sich bestmöglich darauf vorzubereiten. Sich-Sorgen-Machen spielt sich zwar rein im Kopf ab, die damit einhergehende Angst ist jedoch ein starker gefühlsmäßiger Zustand und wird auch körperlich intensiv erlebt. Die sinnvolle Funktion der Sorgen geht verloren, wenn nicht mehr verschiedene Lösungsmöglichkeiten, sondern anhaltende und unlösbare Probleme im Mittelpunkt der Überlegungen stehen.

Ständiges unproduktives Nachdenken wird im Deutschen und im Englischen durch zwei unterschiedliche Begriffe charakterisiert: Sich-Sorgen-Machen (engl. *worries*) und Grübeln (engl. *ruminations*).

Sorgen beziehen sich immer auf mögliche Ereignisse in der Zukunft, deren Ausgang ungewiss ist und oft ohne Anlass als katastrophal eingeschätzt wird. Die Betroffenen befürchten negative Erlebnisse, hoffen aber doch, dass alles gut ausgehen wird. Sorgen sind die typischen Denkschleifen von Menschen mit einer Generalisierten Angststörung.

Grübeln richtet sich dagegen auf die Vergangenheit und hat oft mit Themen wie Schuld, Versagen und Verlust zu tun. Es handelt sich um die typischen Denkschleifen von Menschen mit einer depressiven Störung. Die Betroffenen sind von der negativen Zukunft überzeugt, weil in der Vergangenheit ihrer Meinung nach zu viel Schlimmes passiert sei, vermeintlich durch eigenes Versagen. Schwer depressive Personen sorgen sich oft gar nicht mehr um die Zukunft. Sie gehen davon aus, dass die Zukunft schon verloren ist, und leben ohne Hoffnung auf Besserung.

Innerhalb einer depressiven Episode treten bei 70 bis 90 Prozent der Betroffenen auch Ängste und Sorgen auf.

Ängste und Sorgen: Überfixierung auf Restrisikoszenarien

Der Inhalt von Ängsten und Sorgen ist immer negativ und auf ein Restrisiko bezogen. Bei Angst vor möglichen Bedrohungen in der *Zukunft* gibt es keine Entwarnung. Es kann jederzeit etwas Schlimmes passieren. Wenn wir die Zukunft fürchten, machen wir uns Sorgen, was alles geschehen könnte, auch wenn es derzeit keine Anzeichen dafür gibt.

Wir möchten alles tun, um eine drohende Gefahr möglichst rasch zu beseitigen. Darauf beruht der Erfolg des Einzelnen und der ganzen Menschheit: Wir schützen uns vor möglichem Schaden, indem wir ihn rechtzeitig abwenden. Das ist auch das Wesen von *Prognosen* bezüglich negativer Entwicklungen in der Welt: Vorhersagen werden erstellt, um alle Kräfte zu mobilisieren, damit sie nicht eintreten.

Trotz aller »Vor-Sorge« bleibt immer ein gewisses Restrisiko. Bekannt ist der Spruch von Erich Kästner: »Das Leben ist immer lebensgefährlich.« Hinter jeder starken Angst steht ein großer *Wunsch*. Unsere größten Befürchtungen kreisen immer darum, dass jene Werte und Ziele bedroht sein könnten, die mit unseren stärksten Wünschen zusammenhängen.

Als größte *Bedrohung* fürchten wir immer das am meisten, was wir am wenigsten verlieren möchten: unsere Gesundheit und die unserer engsten Angehörigen; unsere materielle Sicherheit und den Erhalt dessen, was wir uns im Leben geschaffen haben; die Geborgenheit im Kreis unserer Familie und Freunde; unsere soziale Stellung und unsere gesellschaftliche Anerkennung; unsere schulische, berufliche oder sonstige Leistungsfähigkeit sowie auch die unserer Angehörigen; die gesellschaftliche Stabilität als Voraussetzung für unser individuelles Wohlbefinden und für eine gute Zukunft unserer Lieben. Welche Werte sind für Sie von derart zentraler Bedeutung, dass deren Bedrohung Ihnen Angst macht?

Es trifft leider zu: Wenn das eine Horrorszenario unwahrscheinlich ist, könnte vielleicht eine andere Katastrophe eintreten. Wer mit diesem *Restrisiko* nicht umgehen kann, wechselt von einer Befürchtung zur nächsten und verharrt in unproduktiven Ängsten in Bezug auf die Zukunft, statt durch konstruktives Handeln in der Gegenwart die Grundlage für eine gute Zukunft vorzubereiten. Die Betroffenen leben geistig ständig in der Zukunft und werden von schlimmen Erwartungsängsten gequält. Sie können nicht abschalten, um sich auf das Naheliegende im Hier und Jetzt zu konzentrieren.

Nicht die Ängste und Sorgen an sich, sondern ihr Ausmaß macht krank

Die meisten Menschen halten ein gewisses Ausmaß an ängstlicher Besorgtheit für durchaus normal und sind aufgrund bestimmter Umstände phasenweise auch sehr besorgt, wenn es um das eigene Wohlergehen oder um das Wohl der Angehörigen geht. Sie können jedoch innerlich rasch wieder zur Ruhe kommen, wenn eine reale Gefahr oder zumindest ein realistisches Bedrohungsszenario abgewendet ist – was bei Menschen mit einer Generalisierten Angststörung nicht der Fall ist. Bei ihnen ist die erhöhte ängstliche Besorgtheit zu einem ständigen Lebensbegleiter geworden.

Menschen mit einer Generalisierten Angststörung unterscheiden sich von gesunden Personen oft nicht hinsichtlich der Inhalte, über die sie sich Sorgen machen, wohl aber hinsichtlich der *Zeit*, die sie mit Ängsten und Sorgen zubringen, und zwar durchschnittlich mehr als sechs Stunden pro Tag. Die ständigen Ängste und Sorgen drehen sich um ganz normale Belange: mögliche Krankheiten, anstehende Familienangelegenheiten, Beziehungsverhältnisse zu Angehörigen und Freunden, berufliche Themen, finanzielle Belastungen, Schulleistungen der Kinder, täglicher Kleinkram wie Einkaufen, Reparaturen, Kleidung, Verkehrssituation, bestimmte Termine oder die neuesten Nachrichten bezüglich des näheren und weiteren Lebensumfelds.

In Zeiten wie diesen machen sich nicht nur psychisch gesunde Personen, sondern vor allem auch Menschen mit einer Generalisierten Angststörung vermehrt Sorgen um die Sicherheit der eigenen Person und der Angehörigen, sowohl im Inland als auch bei Reisen ins Ausland. Die *gesellschaftlichen Veränderungen* in den letzten Jahren bieten allen Grund, sich unsicherer und bedrohter zu fühlen als früher. Viele Menschen haben Angst, das zu verlieren, was sie im Leben erreicht haben. Zahlreiche Angehörige der sogenannten Mittelschicht entwickeln *Abstiegsängste* angesichts der Situation auf dem Arbeitsmarkt. Menschen mit einer Generalisierten Angststörung können sich von den zunehmenden *Katastrophenmeldungen* in den Medien, wie etwa Einbrüchen und Überfällen oder Terrorattacken, noch weniger distanzieren als andere Personen, sodass ihre ohnehin erhöhte Ängstlichkeit dadurch noch verstärkt wird.

Trotz möglicher, durchaus berechtigter Ängste und Sorgen um die Umwelt oder unseren Lebensstil (z. B. Gesundheitsgefahren, Terrorismus, weltpolitische Umbrüche, globale Erwärmung) geht es meist nicht um die großen Probleme der Welt, sondern um die *vielen kleinen Dinge des alltäglichen Lebens*, die schiefgehen könnten. Menschen mit einer Generalisierten Angststörung bereitet es angesichts der ungewissen Zukunft und der Möglichkeit, dass immer etwas Unvorhergesehenes passieren könnte, bereits großen Stress, einfach von Tag zu Tag und Woche zu Woche zu leben – auch wenn es aktuell bei ihnen keine größeren Probleme gibt als bei anderen Menschen.

Das mangelnde Vertrauen in die eigene Person zeigt sich in der häufigen Angst, mit bevorstehenden Situationen des Lebensalltags nicht zurechtzukommen. Wie wird man dies und jenes schaffen, obwohl man es schon oft geschafft hat? Selbst die Vorfreude auf Weihnachten, Geburtstage oder sonstige Feste kann getrübt werden durch die Sorge, wie man alles unter Kontrolle bekommen soll. Kleine Reisen bereiten unnötigen Stress durch den Gedanken, was man alles vergessen oder übersehen könnte.

Menschen mit einer Generalisierten Angststörung entwickeln sofort eine erhöhte Besorgtheit, sobald kleinere oder größere *Veränderungen im Leben* auftreten. Alles Neue bereitet ein unerträgliches Unsicherheitsgefühl und macht Angst. Sogar positive Ereignisse wie Hochzeit, Geburt, Auszug oder Heirat eines Kindes, Hausbau oder Beförderung können zu übermäßiger Angst und Aufregung führen.

Nicht nur das zeitliche Ausmaß der Ängste und Sorgen, sondern vor allem auch die *Art der Reaktion darauf* unterscheidet Gesunde und Angstkranke. Beide Personengruppen haben eine *unterschiedliche Einstellung und Beziehung zu ihren Ängsten und Sorgen*. Die einen lassen ihre Ängste und Sorgen kommen und gehen, die anderen beschäftigen sich oft viele Stunden des Tages mit ängstlichem Sich-Sorgen-Machen, ohne zu konstruktiven Lösungen zu gelangen, und setzen dabei untaugliche Mittel zur Bewältigung ein, die aus normalen Ängsten und Sorgen krankheitswertige machen.

Trotz ähnlicher Sorgeninhalte wie bei psychisch gesunden Personen beschäftigen sich Menschen mit einer Generalisierten Angststörung vor allem deshalb länger mit ihren Ängsten und Sorgen, weil sie stets auf den sicheren *Ausschluss eines Restrisikos* fixiert sind.

Zentrale Krankheitsmerkmale

Von der Angstneurose zur Generalisierten Angststörung

Die *Generalisierte Angststörung* ist eine noch relativ neue Diagnose, obwohl der Sachverhalt altbekannt ist. *Sigmund Freud*, der Begründer der Psychoanalyse, beschrieb 1894 als erster Fachmann sehr ausführlich und in treffenden Worten eine ganz bestimmte Angstsymptomatik als *Angstneurose*, die bis in die 1990er-Jahre im internationalen Diagnoseschema ICD neben der Phobie als zweite Angststörung galt. Er fasste unter dieser Bezeichnung zwei sehr unterschiedliche Störungsbilder zusammen, nämlich das Auftreten von Panikattacken und eine allgemein erhöhte Ängstlichkeit. Die Symptomatik der *Panikattacken* stellte er erstmalig in sehr beeindruckender Weise dar, wohl erleichtert durch den Umstand, dass er selbst darunter litt, als Folge seines mehrjährigen Kokainkonsums wegen depressiver Verstimmung. Die chronischen Ängste beschrieb er als *Erwartungsängste* in Bezug auf bestimmte situative Bedrohungen (Phobien) sowie auf körperliche Paniksymptome und andere funktionelle Beschwerden, aber auch als *allgemeine Reizbarkeit* infolge einer erhöhten Sensibilität gegenüber allen möglichen Sinneseindrücken.

In den USA wurde seit den 1970er-Jahren aufgrund bestimmter Forschungsbefunde (fälschlich) angenommen, dass es sich bei spontanen Panikattacken um eine psychologisch nicht beeinflussbare Störung im Hirnstoffwechsel handle, ähnlich wie bei der damals so genannten »endogenen« Depression. Als Beweis wurde angeführt: Ein bestimmtes Antidepressivum zeigte bei Panikattacken eine positive Wirkung, die bei phobischen Erwartungsängsten ausblieb. Gegen die Angst vor einer Panikattacke wurde von der Pharmaindustrie ein ganz bestimmter, rasch wirksamer Tranquilizer (Alprazolam) angeboten. Das führte zu einer Medikation bei Panikattacken, die immer noch angewandt wird: kurzfristige Verabreichung eines Beruhigungsmittels (zwei bis drei Wochen lang in niedriger Dosis) und längerfristige Verordnung eines Antidepressivums (mindestens ein halbes Jahr lang).

Im Jahr 1980 wurde die Diagnose *Panikstörung* als Zustandsbild von wiederholt auftretenden Panikattacken erstmals im amerikanischen psychiatrischen Diagnoseschema DSM-III definiert. Die anderen Symptome der ehemaligen Diagnose Angstneurose wurden ebenfalls erstmalig als *Generalisierte Angststörung* beschrieben, allerdings nur sehr blass und unspezifisch als Restkategorie, wenn sonst nichts anderes zutraf. Sie galt somit ursprünglich nur dann als eigenständige Störung, wenn gleichzeitig keine andere psychische Störung, und zwar auch keine andere Angststörung, vorhanden war.

Das heutige Verständnis der Generalisierten Angststörung beruht auf dem amerikanischen DSM-IV, das 1994 erschienen ist. Erst seit diesem Zeitpunkt wird von einem ganz spezifischen Störungsbild ausgegangen, das durch furchtsame Erwartungen und übermäßige ängstliche Sorgen charakterisiert ist. Die Generalisierte Angststörung wird definiert als ein ständiges *pathologisches Sich-Sorgen-Machen* (engl. *to worry*) sowie durch *wechselnde Befürchtungen* in Bezug auf mehrere, meist alltägliche Dinge, um die sich auch andere Menschen, allerdings in viel geringerem Umfang, ebenfalls Gedanken machen können.

Die ausufernden Ängste und exzessiven Sorgen können von den Betroffenen nicht kontrolliert werden, sodass sie die Lebensqualität und die Funktionsfähigkeit im beruflichen und sozialen Leben erheblich beeinträchtigen. Dieses Konzept wurde vom nachfolgenden DSM-5 übernommen, das 2013 veröffentlicht wurde.

Die Krankheitswertigkeit aus amerikanischer Sicht

Das *amerikanische psychiatrische Diagnoseschema DSM-5* nennt folgende Kriterien für eine Generalisierte Angststörung:[1]

- Es bestehen eine *übermäßige Angst und Sorge* (im Sinne einer furchtsamen Erwartung) bezüglich mehrerer Ereignisse oder Tätigkeiten, die während mindestens sechs Monaten an der Mehrzahl der Tage auftraten. Es handelt sich dabei häufig um alltägliche Lebensumstände, wie etwa schulische oder berufliche Leistungen, Gesundheitsthemen, Kleinigkeiten des Lebensalltags (z. B. Haushaltstätigkeit, bestimmte Vereinbarungen), Geldangelegenheiten, persönliche Beziehungen, Befindlichkeit von Familienangehörigen, potenzielle Gefährdung von Kindern oder geliebten Angehörigen.
- Die betroffene Person hat Schwierigkeiten, die Ängste und Sorgen zu kontrollieren, sodass diese ausufern.

- Die Ängste und Sorgen gehen mit mindestens drei von sechs Symptomen einher, von denen einige in den letzten sechs Monaten an der Mehrzahl der Tage vorhanden waren:
  1. Ruhelosigkeit oder ständiges »Auf-dem-Sprung-Sein«,
  2. leichte Ermüdbarkeit,
  3. Konzentrationsschwierigkeiten oder Leere im Kopf,
  4. Reizbarkeit,
  5. Muskelverspannung,
  6. Schlafstörung (Ein- oder Durchschlafstörung oder unruhiger, nicht erholsamer Schlaf).
- Die Ängste, Sorgen und körperlichen Symptome bewirken einen erheblichen Leidenszustand und eine Beeinträchtigung der sozialen, beruflichen oder sonstigen Funktionsfähigkeit.
- Das Störungsbild ist nicht die Folge der Beeinträchtigung durch eine Substanz (ein bestimmtes Medikament) oder durch eine körperliche Erkrankung (wie etwa eine Schilddrüsenüberfunktion) und lässt sich auch nicht besser durch eine andere psychische Störung wie eine Panikstörung oder eine Depression erklären.

Erwartungsängste werden dadurch genährt, dass in der Zukunft tatsächlich immer etwas Schlimmes passieren kann. Menschen mit einer Generalisierten Angststörung können in einem Zeitraum von länger als einem halben Jahr ihre übermäßigen Sorgen und Befürchtungen in Bezug auf mehrere Themenbereiche und Aspekte des Lebens nicht oder nur schwer unter Kontrolle bekommen. Sie können nicht aufhören, sich ständig zu sorgen, obwohl sie wissen, dass ihre Ängste übertrieben sind und sie bereits erheblich unter den Folgezuständen leiden.

Die ausufernde ängstliche Besorgtheit in Verbindung mit der *ständigen geistigen und körperlichen Angespanntheit* beeinträchtigt die Lebensqualität und die Funktionsfähigkeit im Lebensalltag. Die oben genannten sechs Symptome sind laut Studien für die Generalisierte Angststörung besonders typisch und wurden daher in das DSM-5 als zentrale Merkmale aufgenommen. Es fehlen die vegetativen Symptome wie Herzrasen, Schweißausbrüche, Atembeschwerden oder Übelkeit; diese dominieren laut DSM-5 bei der Panikstörung und der Agoraphobie, wo die Kampf-Flucht-Reaktion im Vordergrund steht. Das Diagnoseschema ICD-10 der Weltgesundheitsorganisation (WHO) vertritt dagegen eine andere Auffassung.

Die Krankheitswertigkeit aus internationaler Sicht

Klinisch-diagnostische Leitlinien
Das internationale Diagnoseschema ICD-10, das in Deutschland seit dem Jahr 2000 und in Österreich seit dem Jahr 2001 verbindlich ist, führt neben den Phobien (Agoraphobie, Soziale Phobie, Spezifische Phobien) unter »sonstige Angststörungen« erstmals die Panikstörung (ICD-10-Code F41.0) und die Generalisierte Angststörung (ICD-10-Code F41.1) an.

Das *zentrale Symptom* der Generalisierten Angststörung besteht in einer generalisierten und anhaltenden Angst, die nicht auf bestimmte Situationen beschränkt ist, sondern »frei flottierend« auftritt. Sie geht mit zahlreichen Befürchtungen, Sorgen und Vorahnungen in Bezug auf alles Mögliche einher, das je nach der inneren Befindlichkeit oder den äußeren Umständen in den Mittelpunkt der Aufmerksamkeit treten kann.

Die Betroffenen machen sich einerseits Sorgen um familiäre, gesundheitliche, finanzielle, schulische und berufliche Belange sowie um sonstige unangenehme Situationen im Alltagsleben, fürchten sich andererseits aber auch vor Ereignissen, die den Verlust der Geborgenheit bedeuten würden, das heißt, sie beschäftigen sich übermäßig mit möglicher schwerer Erkrankung oder gar dem Tod derzeit gesunder Angehöriger. Trotz oft massiver Verlustängste, nicht selten erklärbar durch die Lebensgeschichte, haben die Betroffenen keine reine Trennungsangststörung. Die oft so häufige ängstliche Besorgtheit von Menschen mit einer Generalisierten Angststörung um den bedrohlichen Zustand der Welt, wie er heutzutage durch die Medien täglich vermittelt wird, wird dagegen weder im ICD-10 noch im DSM-5 als diagnostisches Merkmal angeführt.

Die ständigen Ängste und Sorgen führen zu zahlreichen körperlichen Symptomen als Ausdruck der motorischen Anspannung und der vegetativen Übererregbarkeit. Derartige Ängste ohne andere Ursachen treten an den meisten Tagen, mindestens mehrere Wochen lang durchgehend, meist mehrere Monate lang auf.

Die Störung findet sich laut ICD-10 häufiger bei Frauen, oft in Zusammenhang mit lang andauernden Belastungen durch äußere Umstände. Der Verlauf ist schwankend, mit einer Neigung zur Chronifizierung. Bei Kindern zeigt sich dieselbe Störung im häufigen Bedürfnis nach Beruhigung sowie in wiederholten körperlichen Beschwerden.

In der Regel treten folgende drei Symptomgruppen auf:[2]

1. *Befürchtungen:* Angst vor zukünftigem Unglück, Nervosität, Konzentrationsschwierigkeiten u. a.
2. *Motorische Spannung:* körperliche Unruhe, Spannungskopfschmerz, Zittern, Unfähigkeit, sich zu entspannen.
3. *Vegetative Übererregbarkeit:* Benommenheit, Schwitzen, Herzrasen, Atembeschleunigung, Oberbauchbeschwerden, Schwindelgefühle, Mundtrockenheit u. a.

Exakte Diagnosekriterien
Das ICD-10 nennt folgende Kriterien zur exakten Diagnose der Generalisierten Angststörung in Forschung und Praxis:[3]
- Es herrschen über einen Zeitraum von mindestens sechs Monaten Anspannung, Besorgnis und Befürchtungen in Bezug auf alltägliche Ereignisse und Probleme vor.
- Es müssen mindestens vier der folgenden Symptome vorliegen (davon eines aus der Gruppe der vegetativen Symptome 1 bis 4):

Vegetative Symptome:
1. Herzrasen oder störendes Herzklopfen
2. Schweißausbrüche
3. Zittern
4. Mundtrockenheit

Symptome, die den Bereich von Brust und Oberbauch betreffen:
5. Atembeschwerden
6. Beklemmungsgefühl
7. Schmerzen oder Missempfindungen in der Brust
8. Übelkeit oder sonstige Magenbeschwerden

Psychische Symptome:
9. Gefühl von Schwindel, Unsicherheit, Schwäche oder Benommenheit
10. Gefühl, die Objekte sind unwirklich (Derealisation), oder man fühlt sich selbst weit entfernt oder »nicht wirklich hier« (Depersonalisation)
11. Angst vor Kontrollverlust, verrückt zu werden oder »auszuflippen«
12. Angst zu sterben (als Folge der bedrohlich erlebten körperlichen Symptome)

Allgemeine Symptome:
13. Hitzewallungen oder Kälteschauer
14. Gefühllosigkeit oder Kribbelgefühle

Symptome der Anspannung:
15. Muskelverspannung, akute und chronische Schmerzen
16. Ruhelosigkeit und Unfähigkeit zum Entspannen
17. Gefühle von Aufgedrehtsein, Nervosität und psychischer Anspannung
18. Kloßgefühl im Hals oder Schluckbeschwerden

Andere unspezifische Symptome:
19. übertriebene Reaktionen auf kleine Überraschungen oder Erschrecktwerden
20. Konzentrationsschwierigkeiten, Leeregefühl im Kopf wegen der Ängste und Sorgen
21. anhaltende Reizbarkeit
22. Einschlafstörung wegen Besorgnissen

Im Gegensatz zu Panikattacken besteht ein ständig erhöhtes Angstniveau mit motorischer Anspannung und vegetativen Symptomen. Das ICD-10 erweitert bei der Generalisierten Angststörung die Liste der 14 möglichen Symptome einer Angststörung, wie sie für die Panikstörung und die Agoraphobie gelten, um weitere acht Symptome, und zwar um vier Symptome der Anspannung und vier weitere unspezifische Symptome, sodass sich insgesamt eine Liste von 22 Symptomen ergibt.

Bei Menschen mit einer Generalisierten Angststörung treten aufgrund von großen Ängsten und ständigen Sich-Sorgen-Machens durchaus auch verschiedene vegetative Beschwerden auf, wie etwa Herz-Kreislauf-Probleme, Atembeschwerden oder Magen-Darm-Störungen.

Im Gegensatz zum amerikanischen DSM-5 hält das ICD-10 daran fest, dass bei einer Generalisierten Angststörung auch erhebliche Störungen des vegetativen Nervensystems bestehen können. In diesem Zusammenhang belegt sind – in Verbindung mit genetischen Faktoren und falschem Lebensstil – ein erhöhtes Risiko zu einem Reizdarmsyndrom sowie zu Herz-Kreislauf-Erkrankungen, bis hin zu einem Herzinfarkt als Folge von jahrzehntelanger sympathikotoner Daueranspannung bei zu geringer vagotoner Dämpfung, das heißt zu geringer Wirksamkeit des entspannend wirkenden parasympathischen Nervensystems. Eine Schmerzstörung kommt ebenfalls häufig vor.

Die zentralen Merkmale der Ängste und Sorgen

Die Ängste und Sorgen sind unproduktiv

Sorgen sind problembezogene Gedanken über die Zukunft, die sich mit »Was wäre, wenn …?«-Szenarien beschäftigen. Sie treten als kürzere oder längere *Ketten von Gedanken* auf. Der Hauptzweck von Sorgen besteht in der Vorbereitung auf mögliche negative Ereignisse und deren rechtzeitige Abwehr. Bei der Generalisierten Angststörung sind jedoch *sinnvolle Problemlösungsprozesse verloren gegangen*. An die Stelle von klugem »Vor-Sorgen« für den Notfall und von liebevoller »Für-Sorge« für Angehörige sind reine Sorgen ohne konkrete Bewältigungsstrategien getreten. Konstruktives und handlungsbereites Sich-Sorgen-Machen ist in unproduktive ängstliche Besorgtheit umgeschlagen.

Man kann das ständige Sich-Sorgen-Machen als *Problemlösungsprozess ohne Problemlösung* verstehen. Aus Angst vor der intensiven Auseinandersetzung mit möglichen Problemen und Gefahren, die durch die einseitige Konzentration auf negative Ereignisse begünstigt wird, springen die Betroffenen von einer Sorge zur nächsten, von einer möglichen Katastrophe zu einer noch schlimmeren, ohne für irgendein potenzielles Problem tatsächlich konkrete und auch taugliche Lösungsstrategien zu entwickeln. Es entstehen unproduktive *Sorgenketten*. Die Aneinanderreihung von Gedanken und Bildern nimmt enorm viel Zeit in Anspruch und ersetzt die eine Angst und Sorge durch eine andere im Sinne einer permanenten Ablenkungsstrategie von den ursprünglichen Befürchtungen.

Viele der *ständig wechselnden Befürchtungen* sind durchaus realistisch und könnten grundsätzlich eintreffen. Das Ausmaß der Wahrscheinlichkeit zahlreicher anderer »Was wäre, wenn …?«-Szenarien ist jedoch sehr gering, während der zeitliche Umfang der diesbezüglichen Sorgen übermäßig ausgeprägt ist, aber keine Lösung des Problems bringt. Statt innere Ruhe und Sicherheit zu gewinnen, führt das anhaltende Sich-Sorgen-Machen um alles Mögliche, vor allem jedoch um das, was einem am wichtigsten ist, aufgrund der äußeren Untätigkeit zu innerer Daueranspannung und Nervosität bis hin zu einem körperlichen Erschöpfungszustand, vor allem auch zu einer psychischen Demoralisierung und Hoffnungslosigkeit, ohne dass deswegen schon von einer Depression gesprochen werden kann.

Sich zu vergegenwärtigen, dass es sich bei einer einzelnen Befürchtung um ein unwahrscheinliches Restrisiko handelt, hilft den Betroffenen im Gegensatz zu anderen Menschen nicht wirklich, zudem tritt danach bereits die nächste, noch schlimmere Sorge auf. Schließlich geht es immer wieder um die prinzipielle Möglichkeit der Bedrohung der wichtigsten Werte im Leben, wie etwa Gesundheit, Geborgenheit, wirtschaftliche Sicherheit, körperliche und geistige Leistungsfähigkeit.

Die Ängste und das Sich-Sorgen-Machen von Menschen mit einer Generalisierten Angststörung basieren auf folgenden *ineffektiven »Was wäre, wenn ...?«-Gedankenprozessen:* »Was wäre, wenn X passiert? Gut, dann könnte ich dies oder jenes tun. Aber was wäre, wenn das alles nicht hilft? Und was wäre erst, wenn Y passiert? Hoffentlich nicht, denn das wäre schlimm. Und was wäre vor allem dann, wenn gerade Z geschieht? Das wäre noch viel schlimmer, nur nicht daran denken, sonst drehe ich durch.«

Finden Sie sich wieder in diesem Springen von einer Sorge zur nächsten, ohne echte Problemlösungsstrategie? Wie viel Zeit verschwenden Sie täglich mit Ängsten und Sorgen über theoretisch mögliche Probleme und Gefahren, die höchstwahrscheinlich nie eintreten werden?

Die Schritte 5 und 6, die ich in Teil 3 anleiten werde, sollen Ihnen helfen, mit diesen Ängsten und Sorgen über unwahrscheinliche Probleme besser zurechtzukommen, indem Sie lernen, anders damit umzugehen, anstatt durch unproduktives Sich-Sorgen-Machen und ständige Fixierung auf den Ausschluss eines minimalen Restrisikos die Chancen, die das Leben im Hier und Jetzt bietet, zu versäumen.

Die Ängste und Sorgen haben oft äußere Auslöser

Die Ängste und Sorgen sind bei einer Generalisierten Angststörung nicht auf bestimmte Situationen in der Umgebung beschränkt, wie dies bei einer Phobie der Fall ist, aber auch nicht so »frei flottierend«, wie dies im internationalen Diagnoseschema ICD-10 dargestellt wird. Sie entstehen oft nicht nur durch bestimmte »Was wäre, wenn ...?«-Gedanken und spontane innere Bilder (»interne Reize« genannt), sondern vor allem auch durch zahlreiche *externe Reize*, wie etwa Informationen aus den Medien, Gespräche mit Bekannten oder bestimmte Ereignisse im näheren oder weiteren sozialen Umfeld, in Gesellschaft und Umwelt, vor allem steigende Kriminalität im eigenen Land, Krankheitsepidemien in anderen Ländern, Natur- bzw. Technikkatastrophen, Firmenkonkurse, die wirtschaftliche Lage oder die Flüchtlingssituation.

Zwei Weltkriege haben bei vielen Menschen reale, ganz normale Ängste und Sorgen ausgelöst. Die nachweisbare *Zunahme von krankheitswertiger Angst* im Laufe der letzten Jahrzehnte ohne Krieg, dokumentiert durch den Umstand, dass jüngere Menschen häufiger unter einer Generalisierten Angststörung leiden als ältere, lässt sich nur durch geänderte äußere Bedingungen erklären. Gene und Persönlichkeitsstrukturen von Menschen ändern sich nicht so schnell.

Die persönliche Neigung zu erhöhter Ängstlichkeit und Besorgtheit wird durch wechselnde äußere Anlässe stets neu entfacht. Die Ereignisse der letzten Jahre im Zusammenhang mit Flüchtlingsströmen aus fernen Ländern und politisch motiviertem Terror lösen gerade bei Menschen mit einer Generalisierten Angststörung noch mehr Sorgen und Befürchtungen aus, als sie ohnehin bereits haben.

Alles, was sich rundherum tut oder tun könnte, wird als Material genommen, um Horrorfantasien bezüglich der Zukunft zu entwickeln. Die Fernsehnachrichten liefern täglich den Stoff dazu, aber auch der ganz normale Familienalltag. Wenn das Kind angeblich zu wenig anhat, könnte es krank werden; wenn der Partner eine weite Reise vor sich hat, könnte er einen Unfall haben; wenn von einem Flugzeugunglück berichtet wird, zeigt dies wieder einmal, wie gefährlich das Fliegen ist; wenn in den Medien über eine Krankheit in einem fernen Land informiert wird, könnte diese bald auch im eigenen Land ausbrechen.

Welche äußeren Umstände können bei Ihnen auf der Stelle eine Angst- und Sorgenspirale auslösen? Welche Situationen haben in der Vergangenheit Ihre ängstliche Besorgtheit angeheizt?

Die Ängste und Sorgen drehen sich oft um zwischenmenschliche Themen

Personen mit einer Generalisierten Angststörung sorgen sich zwar um alles Mögliche, vor allem jedoch um Themen, die mit anderen *Menschen*, insbesondere nahestehenden Personen, zu tun haben. Die Ängste und Sorgen gelten mehr dem Wohlergehen der anderen als der eigenen Person. Das persönliche Wohlbefinden ist vor allem wichtig, um für andere bestmöglich tätig sein zu können. Es dominiert das Motto: »Wenn es allen gut geht, geht es auch mir gut – und umgekehrt.«

Das sind oft die größten Ängste und Sorgen: Familienmitglieder könnten demnächst erkranken, oder der Arbeitsplatz eines Angehörigen könnte verloren gehen. Der Partner könnte tödlich verunglücken oder den Arbeitsplatz verlieren. Aus den Kindern könnte nichts werden, wenn sie die Schule nicht schaffen, oder sie könnten einen schweren Unfall mit dem Moped oder Auto erleiden. Die naive und vertrauensselige Tochter könnte vergewaltigt werden, der Sohn könnte in sportlicher Hinsicht zu wagemutig sein. Die geliebte Mutter könnte aufgrund ihres Alters bald sterben, aber auch um den Vater muss man sich wegen seines Herzens ständig sorgen.

Die zentralen *Wünsche* hinter vielen Formen ängstlicher Besorgtheit drehen sich oft um die Themen Sicherheit, Geborgenheit und Stabilität von Beziehungen. Dies wiederum hängt oft eng mit der Lebensgeschichte der Betroffenen zusammen, die durch gegenteilige Erfahrungen charakterisiert ist. Hinter der Angst vor schweren Erkrankungen von Angehörigen oder der eigenen Person steht letztlich die Bedrohung der Sicherheit und Geborgenheit im Kreis der Familie. Selbst der unerschütterliche Glaube an ein Jenseits, an ein späteres endgültiges Zusammenleben im Himmel, stellt für jene Menschen keine Hilfe dar, die den Tod eines Familienmitglieds als Verlust der Geborgenheit im Hier und Jetzt erleben.

Das Grundproblem ängstlicher Besorgtheit sind nicht die ganz normalen Themen und Konflikte des menschlichen Zusammenlebens, sondern die *Unfähigkeit, ein gewisses Ausmaß an Unsicherheit zu ertragen*, und nicht zu wissen, ob alles gut ausgehen wird. Erst dadurch treten oft unnötige Beziehungskonflikte auf, weil sich die Familienangehörigen gegen gut gemeinte Kontrolle und ängstliche Überbehütung zu wehren versuchen. Partner bzw. Partnerin und Kinder fühlen sich genervt von den ständigen schwarzseherischen Vorhersagen, was alles schiefgehen könnte, wenn man nicht besser aufpasst als bisher.

Die Ängste und Sorgen drücken ein hohes Verantwortungsgefühl aus

Hinter den Ängsten und Sorgen um das bestmögliche Wohlbefinden der Angehörigen und der nächsten sozialen Umgebung steht letztlich ein *hohes Verantwortungsgefühl* für deren Wohlergehen, bis hin zu einem großen Schuldgefühl, sollte man dieser Aufgabe nicht gerecht werden. Sich um andere zu sorgen, ist eine grundsätzlich sehr positive Eigenschaft, die ein starkes Mitgefühl und eine tiefe Anteilnahme am Schicksal anderer ausdrückt, also ein hohes Ausmaß an durchaus wünschenswerter Empathiefähigkeit in einer Welt, in der die Menschen zunehmend teilnahmslos nebeneinander herleben.

In ähnlicher Weise sind normale Ängste und Sorgen um den Zustand der näheren und weiteren Umgebung, ja sogar der ganzen Welt, die Voraussetzung für ein sozial-, gesellschafts- und umweltpolitisches Engagement mit dem Ziel einer besseren Welt. Die Emotion der Angst mit den damit verbundenen körperlichen und psychischen Alarmreaktionen macht aus unserer Besorgtheit eine erhöhte Handlungsbereitschaft zur Sicherung des Überlebens, zur Befriedigung unserer Grundbedürfnisse und damit zur Verbesserung unserer Lebensqualität.

Ängste und Sorgen sind dann hilfreich, wenn sie zum verantwortungsbewussten Handeln motivieren, wie dies bei psychisch gesunden Menschen der Fall ist, und dann krankheitswertig, wenn sie lähmend wirken wie bei Menschen mit einer Generalisierten Angststörung, die in ihren Ängsten und Sorgen oft hilflos erstarren, ohne ins Tun zu gelangen, oder sich von allen bedrohlichen Informationen, die sie aus den Medien erfahren könnten, so gut wie möglich abschotten, um nicht ständig davon erschreckt zu werden. Dadurch können sie sich aber auch nicht vor möglichen Gefahren schützen, weil sie nichts darüber wissen bzw. wissen wollen.

Ängste und Sorgen können im Kleinen und im Großen aber auch dazu verwendet werden, andere nach den eigenen Vorstellungen und Bedürfnissen zu dirigieren, ohne deren Rechte und Interessen zu beachten. Eine derartige Besorgtheit, nicht selten unter Berufung auf einen besonderen Sendungsauftrag, hat auf politischer Ebene in aller Welt immer wieder zu autoritären Entwicklungen geführt, die die Prinzipien von Demokratie und Rechtsstaatlichkeit infrage gestellt haben.

Fazit: Ängste und Sorgen sollen uns zu verantwortungsbewusstem Handeln bewegen, um mögliche Bedrohungen für uns selbst und andere abzuwenden; sie sollen weder zu untätigem Sich-Sorgen-Machen noch zur Bevormundung anderer Menschen führen, im vermeintlichen Wissen darum, was für diese gut ist.

Die Ängste und Sorgen umfassen zwei Arten: realistische und unrealistische

Man kann *zwei Grundformen von Sorgen* unterscheiden, mit denen sich Menschen mit einer Generalisierten Angststörung beschäftigen: Sorgen über reale oder zumindest demnächst mögliche Probleme (»produktive Sorgen«) und Sorgen über sehr unrealistische, höchst unwahrscheinliche Probleme (»unproduktive Sorgen«). Die Unterscheidung zwischen diesen beiden Sorgentypen ist für die effektive Behandlung generalisierter Ängste von zentraler Bedeutung.

Sorgen über reale oder demnächst mögliche Probleme
Es handelt sich dabei um *produktive Sorgen* in Bezug auf reale Probleme in der Gegenwart oder mögliche Probleme in der nächsten Zukunft. Gefordert sind *konkrete Bewältigungsstrategien* angesichts der aktuellen Schwierigkeiten und Aufgabenstellungen oder zumindest effiziente Maßnahmen der Vorbereitung auf die möglicherweise bevorstehenden Probleme bzw. drohenden Gefahren. Die Aufmerksamkeit ist darauf zu richten, im Hier und Jetzt das Nötige zu tun, um unter den gegebenen Umständen das bestmögliche Ergebnis zu erreichen oder einen drohenden Schaden ganz konkreter Art zu verhindern oder zu vermindern. Untätiges, unproduktives ängstliches Sich-Sorgen-Machen ist angesichts realer oder durchaus möglicher Probleme keine sinnvolle Problemlösungsstrategie.

Typische *Beispiele* für realistische Problemszenarien sind folgende »Was wäre, wenn …?«-Fragen: »Was wäre, wenn das Geld bald so knapp würde, dass wir keinen Sommerurlaub buchen könnten?«, »Was wäre, wenn ich jetzt kurz vor der Prüfung krank würde?«, »Was wäre, wenn mein Partner in den nächsten Wochen weiterhin so kränkend und respektlos mit mir umgehen würde wie zuletzt?«, »Was wäre, wenn wir die Fertigstellung des neuen Hauses bis zum Sommer nicht schaffen würden?«, »Was wäre, wenn mein Auto demnächst defekt würde?«, »Was wäre, wenn mir bei einer Auslandsreise der Pass, das gesamte Bargeld und auch die Kreditkarte gestohlen würden?«

Sorgen über unrealistische, höchst unwahrscheinliche Probleme
Es handelt sich dabei um *unproduktive Sorgen* in Bezug auf unrealistische, höchst unwahrscheinliche Situationen in der Gegenwart oder um Sorgen in Bezug auf nicht völlig ausschließbare Probleme in ferner Zu-

kunft, auf die man sich jedoch mangels genauerer Kenntnis der Situation im Moment überhaupt nicht vorbereiten kann.

Die Aufmerksamkeit der Betroffenen ist ganz auf die *schlimmen Folgen dieser unwahrscheinlichen Probleme* gerichtet, deren genaue Art gegenwärtig weder absehbar noch in Ansätzen zu bewältigen ist. Als Ausdruck der Hilflosigkeit wird eine unproduktive *Sorgenspirale* in Gang gesetzt, nach dem Motto: »Wenn man jetzt schon nichts tun kann, kann man ja wenigstens einmal darüber nachdenken.« Zurück bleibt ein Gefühl ständiger Besorgtheit in Verbindung mit einem Gefühl der totalen Hilflosigkeit angesichts der Unberechenbarkeit der Zukunft.

Typische *Beispiele* dafür sind: »Was wäre, wenn im kommenden Jahr ein Familienmitglied lebensgefährlich erkranken würde?«, »Was wäre, wenn meinem Kind einmal etwas Schlimmes zustoßen würde und ich dies nicht verkraften könnte?«, »Was wäre, wenn meine Mutter in den nächsten Jahren sterben würde?«, »Was wäre, wenn auch unsere Ehe einmal in Scheidung enden würde, so wie viele andere?«, »Was wäre mit meiner Familie, wenn ich bei einem Flugzeugunglück ums Leben kommen würde?«, »Was wäre, wenn ich einmal einen so schweren Autounfall hätte, dass ich danach querschnittgelähmt wäre?«, »Was wäre, wenn ich meine gute berufliche Stellung einmal verlieren würde und die Ratenzahlungen für das neu erbaute Haus nicht mehr leisten könnte?«

Nach dem Motto »Was wäre, wenn …?« drehen sich bei manchen Frauen mit einer Generalisierten Angststörung die Ängste und Sorgen auch um sehr unwahrscheinliche oder sogar völlig unrealistische Inhalte: Vergewaltigung und Ermordung durch einen Unbekannten tagsüber oder nachts allein zu Hause bei sicher verschlossenen Türen und verlässlicher Alarmanlage; »Besuch« von Geistern und Gespenstern, vor allem auch von den Seelen Verstorbener; Absterben oder Schädigung des Kindes im Mutterleib bei gutem Schwangerschaftsverlauf. Bei Männern kommt es nicht selten vor, dass sie selbst bei hohem Einkommen oder großem Vermögen Angst vor einer wirtschaftlichen Katastrophe haben, die zur Verarmung der ganzen Familie führen könnte.

Ich habe sogar schon Patientinnen und Patienten mit Generalisierter Angststörung in meiner Praxis behandelt, bei denen aufgrund ihrer abstrusen »Was wäre, wenn …?«-Vorstellungen der Verdacht auf eine beginnende Schizophrenie geäußert wurde, mit entsprechender medikamentöser Erstbehandlung, bis hin zu einer stationär-psychiatrischen Untersuchung und Therapie.

Menschen mit einer Generalisierten Angststörung können auch Ängste um die ganze Welt haben: Angst vor einem Atomkrieg oder einem Dritten Weltkrieg ohne konkrete Anzeichen dafür; Angst vor einem Terroranschlag in bisher sicherer Umgebung; Angst vor Diktatur und Zusammenbruch der staatlichen Ordnung in einem bislang sicheren demokratischen Land.

Mitunter fördern auch *magische oder esoterische Gedanken* die Neigung zu einer Generalisierten Angststörung, nach dem Motto: »Wenn ich ständig fürchte, einen Herzinfarkt oder Krebs zu bekommen, wird dies möglicherweise tatsächlich einmal passieren.«

Die Betroffenen nehmen ihre unrealistischen Ängste und Sorgen durchaus als absurd wahr und möchten sie loswerden; weil sie es jedoch nicht schaffen, haben viele wegen der unkontrollierbaren Sorgen auch noch die völlig unberechtigte Angst, sie könnten deswegen entweder körperlich schwer krank werden oder ihren Verstand verlieren (»durchdrehen« und schlussendlich sogar dauerhaft verrückt werden).

Übertriebene Ängste und Sorgen werden gerade in schwierigen Zeiten, wie wir sie derzeit haben, immer wieder aktiviert durch Berichte in den Medien über Terror und Selbstmordanschläge in anderen Städten oder Ländern, sodass plötzlich auch die nähere Umgebung als Bedrohung erlebt wird und manchmal dann eine Einschränkung des Aktionsradius erfolgt, ähnlich wie dies bei Personen mit einer Agoraphobie der Fall ist, jedoch aus völlig anderen Gründen. Es wird ganz übersehen, dass die Wahrscheinlichkeit eines schweren Autounfalls oder einer lebensbedrohlichen Erkrankung viel größer ist als die eines Selbstmordanschlags. Doch gerade Menschen mit einer Generalisierten Angststörung können mit Medienberichten über alle möglichen Katastrophen in der Welt nicht gut umgehen.

Die Ängste und Sorgen zeigen einen geringen Selbstwirksamkeitsglauben

Menschen mit einer Generalisierten Angststörung fehlt trotz vorhandener Kompetenzen die Zuversicht, mit unsicheren und ungewissen Situationen in der Zukunft zurechtkommen zu können. Sie haben zu wenig Vertrauen in ihre Fähigkeiten und in die Wirksamkeit ihres Handels, das heißt, sie haben, fachlich ausgedrückt, einen *geringen Selbstwirksamkeitsglauben*. Nicht die Angst vor einer unsicheren Zukunft, sondern erst die mangelnde Zuversicht in die eigene Handlungs- und Problemlösungsfähigkeit macht das Wesen einer Generalisierten Angststörung aus.

Das *mangelnde Selbstvertrauen* wird auch nicht durch positive Erfahrungen im Umgang mit konkreten Problemen gestärkt. Selbst wenn zahlreiche Situationen schon mehrfach positiv bewältigt wurden, werden ähnliche Situationen und Ereignisse zukünftig in gleichem Ausmaß gefürchtet wie vorher – einerseits wegen des möglichen Restrisikos, andererseits weil die Betroffenen eine potenzielle Gefahr überzeugender visualisieren können, als sie sich bestimmte Erfolgserlebnisse in der Vergangenheit mental vergegenwärtigen können.

Das ist das *Grundproblem* bei allen möglichen Angststörungen: Einerseits besteht der Wunsch, etwas ganz Bestimmtes zu erreichen oder zu vermeiden, andererseits fehlt die Zuversicht, dies aus eigener Kraft zu schaffen. Das gesunde Gegenteil von Angst ist nicht »keine Angst«, denn das wäre in bestimmten Situationen geradezu töricht, sondern vielmehr das *Vertrauen* in die eigenen Fähigkeiten sowie der *Mut*, etwas, das einem wichtig ist, trotz Angst davor zu tun.

Die Ängste und Sorgen führen zu bestimmten Vermeidungsstrategien

Die Ängste und Sorgen sind bei einer Generalisierten Angststörung gewöhnlich nicht so stark ausgeprägt, dass *Panikattacken* auftreten, die zumindest anfangs mit Todesangst einhergehen. Das hängt damit zusammen, dass die Betroffenen zahlreiche *Vermeidungs- und Sicherheitsstrategien* sowie bestimmte Rückversicherungen zu ihrer Beruhigung einsetzen, worauf in den modernen Diagnoseschemata psychischer Krankheiten wie dem ICD-10 oder dem DSM-5 gar nicht hingewiesen wird. Personen mit einer Generalisierten Angststörung neigen dazu, ähnlich wie Menschen mit Phobien, potenziell bedrohliche Gedanken, Vorstellungen, Situationen und Objekte zu vermeiden, um dadurch ihre Ängste zu vermindern und jeden Gedanken an ein Restrisiko zu verscheuchen.

Die Betroffenen bekommen daher dieselben Probleme wie Personen mit einer Phobie: *Vermeidung* reduziert zwar kurzfristig das Unbehagen und das Unwohlsein, verstärkt und verfestigt jedoch langfristig das Gefühl von Unsicherheit, Angst und Bedrohung. Je mehr sie ihre Ängste und Sorgen unterdrücken und bekämpfen, desto stärker werden sie auftreten. Psychologische Studien zu den Effekten von Gedankenunterdrückung haben dies eindeutig bestätigt.

Typische *Vermeidungsstrategien* sind: Ausblenden von negativen Medien-Informationen, Verzicht auf nervenaufreibende Filme und Sendungen im Fernsehen, Reduktion von früher meist häufigem »Googeln« im Internet, Nicht-Öffnen bestimmter Briefe mit gefürchteten Inhalten, Wegschauen und Weghören bei Themen in Zusammenhang mit Krankheiten, Todesfällen oder Katastrophenmeldungen, Ablenkung durch bestimmte Tätigkeiten, um Angst machende Informationen und Situationen nicht wahrnehmen zu müssen; Vermeiden von Situationen, in denen eine Gefahr für die körperliche Gesundheit oder das Sozialprestige auftreten könnte (ohne dass die Kriterien für eine Agoraphobie, eine Sozialphobie oder eine Hypochondrie erfüllt sind).

Menschen mit einer Generalisierten Angststörung können in ihrem Vermeidungsverhalten sogar so weit gehen, dass sie einen beruflichen Aufstieg ablehnen, wenn sie sich der damit verbundenen Verantwortung nicht gewachsen fühlen, oder auf eine Familiengründung verzichten, wenn sie sich aus hohem Verantwortungsbewusstsein die Rolle als Mutter oder Vater nicht zutrauen. Man kann den Verzicht auf Kinder aber auch mit der Lage der Welt begründen. Typisch ist folgende Frage: »Kann man in diese Welt überhaupt noch Kinder setzen?« Aber auch der Verweis auf das eigene Alter dient als Begründung: »Als Mutter wäre ich dann schon 38 Jahre alt. Wer weiß, ob ich nicht eine Risikoschwangerschaft hätte. Und was ist mit den Kindern, wenn ich zu früh sterbe?« Das Motto lautet: »Lieber auf etwas Schönes verzichten, wenn damit gleichzeitig auch eine mögliche Gefahr einhergeht!« Dabei sind sich die Betroffenen durchaus bewusst, dass andere Menschen eher das Gute erhoffen, statt ständig das Schlechte zu fürchten.

Welche *Vermeidungsstrategien* setzen Sie gerne ein, wenn Sie bestimmte Befürchtungen nicht unter Kontrolle bekommen?

Ängstliche Menschen fordern oft auch ihre Angehörigen zu einem Vermeidungsverhalten auf. Um ihre eigenen Ängste zu reduzieren, versuchen sie, den Familienmitgliedern auf verschiedene Art und Weise Angst zu machen: »Klettere nicht dort hinauf bzw. gehe nicht auf einen derart hohen Berg, sonst könnte dir etwas Schlimmes zustoßen«, »Ziehe dich wärmer an, sonst könntest du krank werden«, »Trinke keinen Tropfen Alkohol während einer Feier, sonst könntest du danach mit dem Moped bzw. Auto einen schweren Verkehrsunfall haben«, »Nimm nicht so viel Geld mit, sonst könntest du überfallen werden, wenn das jemand sieht.«

Mit welchen Sätzen möchten Sie aufgrund welcher Ängste und Sorgen Ihre Angehörigen in eine bestimmte Richtung dirigieren, die diesen widerstrebt?

Die Ängste und Sorgen begünstigen bestimmte Sicherheitsstrategien

Wenn sich bestimmte Situationen nicht vermeiden oder aus eigener Kraft vermeintlich nicht bewältigen lassen, entwickeln Menschen mit einer Generalisierten Angststörung in Vorbereitung darauf ganz bestimmte Sicherheitsstrategien, ähnlich wie phobische Personen.

Typische *Sicherheits- und Rückversicherungsstrategien* sind: beruhigende Gespräche oder häufige Telefonate mit dem Partner, mit bestimmten Familienmitgliedern oder sonstigen Vertrauenspersonen, um die Ängste und Sorgen zu vermindern; ständiges Nachfragen, ob man alles richtig gemacht hat; penible Aufzeichnungen bis hin zu zwanghafter Übergenauigkeit, um nichts zu vergessen oder zu übersehen; Sammeln möglichst vieler Informationen vor Entscheidungen; nach Aktivitäten übergenaue Kontrolle der erledigten Arbeiten; Bevorzugung bereits bekannter Situationen und Problemlösungsstrategien, statt Neues und damit auch Fehler zu riskieren; überbehütende Kontrolle der Kinder zur Verhinderung möglicher Gefahren; Vorhersage möglicher Bedrohungen, um auf diese Weise das Risiko oder zumindest den Überraschungseffekt des Eintretens zu minimieren; Rücksprache mit Vertrauenspersonen bei Entscheidungen, um keinen Fehler zu machen.

Welche *Sicherheitsstrategien* zur Verringerung Ihrer Ängste setzen Sie wann und wie oft ein?

Viele Betroffene neigen dazu, ihre Angehörigen zu kontrollieren, begründet mit der Rechtfertigung: »Ich mache mir doch nur berechtigte Sorgen um dich.« Das soll die eigene Angst reduzieren, führt jedoch langfristig zu familiären Konflikten. Das Handy bietet heutzutage eine ideale Möglichkeit zur Überprüfung des Wohlbefindens aller Familienmitglieder in Form von ständigen Kontrollanrufen, ob alles in Ordnung ist. Die Familienangehörigen sind dem Kontrollverhalten – häufig der Frau bzw. Mutter – hilflos ausgeliefert. Sie fügen sich entweder, um Streit zu vermeiden, oder sie kämpfen verzweifelt um ihre Autonomie.

Mit allen nur möglichen Strategien möchten die Betroffenen das Ausmaß und die Dauer ihrer sonst unkontrollierbaren Ängste und Sorgen vermindern. Sie fühlen sich jedoch im Gegensatz zu Zwangskranken nicht schuldig am Eintreffen möglicher Bedrohungen. Falls dies doch der Fall ist, kann man annehmen, dass neben der Generalisierten Angststörung auch zwanghafte Tendenzen vorliegen.

Strategien wie Vermeidung, Ablenkung, Kontrollversuche und Rückversicherungsfragen vermindern zwar kurzfristig das Unwohlsein, schaukeln jedoch langfristig den Sorgenprozess erst recht auf, weil die Betroffenen mit ihren »Was wäre, wenn …?«-Gedanken nicht konstruktiv umgehen lernen. Ein ausgeprägtes Sicherheits- und Rückversicherungsverhalten verhindert die Erfahrung, dass bevorstehende angstbesetzte Situationen durchaus zu bewältigen sind.

Die ständigen *Absicherungsfragen* führen – in ähnlicher Weise wie die andauernden Rückversicherungsfragen von Menschen mit einer Zwangsstörung – im Laufe der Zeit zu einer ähnlichen Belastung für die Partnerschaft und die ganze Familie wie das ständige Kontrollieren der Angehörigen. Machen Sie sich bewusst: Durch dauernde Kontrollen stellen Sie sich über die anderen und üben Macht über sie aus, durch permanente Rückversicherungsfragen machen Sie sich dagegen klein und von anderen abhängig wie ein Kind.

Die Ängste und Sorgen werden durch Perfektionismus zu mildern versucht

Menschen mit einer Generalisierten Angststörung sind bemüht, Situationen und Aufgaben, die sie nicht vermeiden können oder nicht ständig mithilfe anderer Personen bewältigen möchten, geradezu perfektionistisch zu erledigen. Der Versuch, alles möglichst richtig, genau und perfekt zu machen, stellt somit eine *Sicherheitsstrategie* dar. Die Betroffenen glauben: Wenn man bei sich und bei anderen alles fest »im Griff« hätte, müsste man sich nicht ständig fürchten, dass etwas Schlimmes passieren könnte.

Die Betroffenen möchten aus erhöhtem *Verantwortungsgefühl* mithilfe von übertriebenem *Perfektionismus* die Kontrolle über alles und jedes erreichen oder behalten und auf diese Weise jeden Fehler verhindern. Statt alles zu tun, um die Erfolgswahrscheinlichkeit zu erhöhen, konzentrieren sie sich einseitig darauf, ein minimales Restrisiko auszuschließen. Es fällt ihnen sehr schwer, ein gewisses Ausmaß an Unsicherheit zu ertragen und ganz normale Fehler und Unachtsamkeiten im Lebensalltag nicht als persönliches Versagen zu bewerten.

Die Betroffenen neigen aus Angst, dass etwas schiefgehen könnte, dazu, wichtige Aufgaben lieber selbst zu erledigen, statt zu delegieren, sodass sie sich leicht überfordern. Das fängt schon in der Kindererziehung an, wo viele Mütter lieber alles selbst erledigen, damit nichts schiefgeht, statt die Kinder durch Lernen nach dem Motto *Versuch und Irrtum* ihre eigenen Erfahrungen machen zu lassen.

Gelten Sie nach außen hin vielleicht gar nicht als ängstlich, sondern eher als perfektionistisch und »kontrollsüchtig«? Werden Sie öfter als »Kontrollfreak« bezeichnet? Was sind Ihre Motive dafür?

Personen mit einer Generalisierten Angststörung fühlen sich ständig gestresst durch Anforderungen, wie sie auch andere Menschen zu bewältigen haben. Der Stress geht jedoch nicht von der Aufgabenstellung an sich aus, sondern vom *Anspruch*, alles bestmöglich erledigen zu wollen und keinen Fehler machen zu dürfen. Selbst die Wohnung und der Arbeitsplatz müssen perfekt zurückgelassen werden.

Viele Betroffene fühlen sich nur wohl, wenn überall Ordnung und Sauberkeit herrscht. Für angenehme Dinge bleibt kaum Zeit übrig. Manches sogenannte *Burn-out-Syndrom* in der Familie oder im Beruf hängt eher mit einer Generalisierten Angststörung zusammen als mit einer Neigung zu Depressionen, vor allem dann, wenn ein geradezu zwanghafter Perfektionismus keine Erholung und Regeneration erlaubt aufgrund eines übertriebenen Verantwortungsgefühls für alles Mögliche.

Die Ängste und Sorgen sind oft trotz allem ihren Preis wert

Unkontrollierbare bzw. nur schwer kontrollierbare Ängste und Sorgen gelten als das zentrale Merkmal der Generalisierten Angststörung. Doch möchten die Betroffenen wirklich so locker und entspannt in die Zukunft blicken wie andere Menschen? Können ängstliche Menschen tatsächlich nicht anders reagieren oder möchten sie gar nicht anders sein? Oft scheint ihnen das Leiden unter ständigen Ängsten und Befürchtungen den Preis wert zu sein, weil sie die übertriebenen Ängste und Sorgen trotz aller Belastungen auch als positiv erleben.

Die Betroffenen sehen ihre Ängste und Sorgen oft als Ausdruck der ehrlichen »Für-Sorge« um das Wohlergehen ihrer Angehörigen, sogar auch als tiefe Anteilnahme an den Problemen der engeren und weiteren Umgebung. Sich angesichts von realen oder möglichen Gefahren nicht permanent Sorgen zu machen, müsste ihrer Ansicht nach als verachtenswerte Gleichgültigkeit dem Schicksal anderer gegenüber betrachtet werden.

Menschen mit einer Generalisierten Angststörung beneiden einerseits andere Menschen, wie leicht und locker diese das Leben nehmen können, andererseits möchten sie aber doch nicht so sein, weil ihnen dies als mangelndes Interesse am Wohl der anderen und der Welt vorkommen würde.

Ganz ehrlich: Ginge Ihnen etwas ab, wenn Sie so sorgenlos wären, wie dies vermeintlich andere Menschen sind? Haben Sie die Einstellung, man sollte sich wenigstens Sorgen um die nächste Zukunft oder um den Zustand der Welt machen, wenn man schon sonst nichts tun kann? Beschäftigt Sie ständig die Frage, wohin das führen wird, wenn alles so weitergeht wie bisher?

Eher mehr als weniger besorgt zu sein, hat auch den Vorteil, dass man dann nicht so stark enttäuscht ist, wenn sich die Dinge tatsächlich nicht so gut entwickeln sollten, wie positiv denkende Menschen annehmen. Wenn schließlich doch alles gut ausgeht, ist die Freude umso größer. Und wenn man schon nichts tun kann gegen mögliche Bedrohungen, kann man sich wenigstens darüber Sorgen machen und darüber ausgiebig nachdenken, als würde das auch schon ein wenig helfen, ein gefürchtetes Unglück abzuwenden. Das ist ein typisch *magischer Gedanke*: »Nur ja nichts beschreien, auf keinen Fall positiv denken!« Bei negativen Prophezeiungen und tatsächlich schlechtem Ausgang kann man immerhin sagen, man habe es schon immer gewusst, dass einmal ein schlimmes Ereignis eintreten werde – was auch eine Form von Kontrolle zu sein scheint angesichts der Unkontrollierbarkeit der Zukunft.

Die Ängste und Sorgen werden durch zahlreiche Strategien aufrechterhalten

Der amerikanische Angstexperte Robert L. Leahy[4] beschreibt zwölf verschiedene Strategien, wie Menschen mit einer Generalisierten Angststörung ihre Ängste und Sorgen richtiggehend schüren und durch *falsche Bewältigungsstrategien* aufrechterhalten und verstärken:
1. *Suche nach Bestätigung.* Die Betroffenen suchen Unterstützung bei anderen und lernen auf diese Weise nicht, mit Unsicherheit umzugehen.
2. *Gedankenstopp.* Die Betroffenen möchten ihre sorgenvollen Gedanken unterdrücken und verstärken sie damit regelrecht.
3. *Einseitige Informationssammlung.* Die Betroffenen bevorzugen im Sinne eines Bestätigungsverhaltens dazu passende Sichtweisen.
4. *Ständiges Kontrollverhalten.* Die Betroffenen werden paradoxerweise durch ständige Kontrollen immer unsicherer.
5. *Vermeidung von Unwohlsein.* Die Betroffenen vermeiden alles, was Unwohlsein bereitet, und werden langfristig noch besorgter.

6. *Betäubung durch Drogen oder Essen.* Die Betroffenen betäuben sich mit Substanzen und vermeiden so alle Ängste, Sorgen und sonstigen unangenehmen Gefühle.
7. *Perfektionistische Vorbereitung.* Die Betroffenen möchten mit perfektionistischen Ansprüchen jedes Restrisiko ausschließen.
8. *Verwendung von Sicherheitsstrategien.* Die Betroffenen setzen bestimmte Sicherheitsstrategien ein, ohne Vertrauen in sich selbst zu haben.
9. *Immer den besten Eindruck machen wollen.* Die Betroffenen tun stets alles, um bei anderen Menschen bestmöglich anzukommen.
10. *Grübeln – alles immer wieder gedanklich durchkauen.* Die Betroffenen gehen alle gegenwärtigen und früheren Handlungen immer wieder im Kopf durch.
11. *Forderung nach absoluter Sicherheit.* Die Betroffenen streben zum Zweck der Angstfreiheit absolute Sicherheit bei allem an.
12. *Verrückte Gedanken nicht akzeptieren können.* Die Betroffenen können ihre »verrückten« Ängste und Sorgen nicht als menschlich akzeptieren.

Allein das Wissen um die langfristige *Schädlichkeit* dieser Strategien und Techniken reicht laut Leahy bereits aus, um diese an sich gut gemeinten Verhaltensweisen leichter unterlassen zu können. In der Praxis ist dies jedoch oft schwieriger, als es in der Theorie ausschaut, zumal die Betroffenen bereits seit Jahren auf diese Methoden vertraut haben und nicht gelernt haben, mit Unsicherheit umzugehen.

Was macht die Diagnosestellung in der Hausarztpraxis schwierig?

Wenn Körpersymptome im Vordergrund stehen

Personen mit einer Generalisierten Angststörung sind ständig unruhig, nervös, angespannt, wie »auf dem Sprung«; sie können selbst im Bett und in der Nacht nicht abschalten. Sie wirken reizbar, unkonzentriert, abgespannt und erschöpft, als hätten sie ein Burn-out-Syndrom, als kämen sie mit dem Leben nicht mehr zurecht, obwohl sie in der Regel alles so gut schaffen wie andere Menschen.

Die Betroffenen suchen oft nicht wegen ihrer Ängste, an die sie sich im Laufe der Jahre mehr oder weniger gewöhnt haben, die Arztpraxis auf, sondern wegen der *körperlichen Begleit- und Folgestörungen,* wie etwa Muskelverspannungen, Schwindel, Übelkeit, Magenbeschwerden, Durchfall, Missempfindungen (z. B. Kribbelgefühlen) oder Somatoformer Schmerzstörung, das heißt anhaltender Schmerzen ohne erhebliche organische Ursachen, vor allem Kopf-, Schulter-, Nacken- und Rückenschmerzen. Die psychische Befindlichkeit kommt am ehesten durch Klagen über innere Unruhe, Nervosität, Ein- und Durchschlafstörungen zum Ausdruck.

Wenn aus subjektiver Sicht der Betroffenen körperliche Symptome und nicht das ständige ängstliche Sich-Sorgen-Machen den Leidensdruck begründen und den konkreten Anlass zur ärztlichen Visite darstellen, müssen die Ärzte auf den Wunsch der Patienten nach entsprechender Befindlichkeitsverbesserung reagieren und bestimmte Untersuchungen durchführen oder Medikamente verordnen, sodass das psychische Grundproblem im klinischen Alltag oft von keiner Seite angesprochen wird.

Der Empfehlung, eine Psychotherapeutin aufzusuchen, stehen die Betroffenen bei anfänglicher Fixierung auf körperliche Leidenssymptome meistens ebenso skeptisch gegenüber wie einer Überweisung zum Psychiater. Eine symptombezogene Linderung mithilfe bestimmter Medikamente ist oft durchaus sinnvoll, jedoch nur ein erster Schritt auf dem Weg zu einer umfassenderen psychotherapeutischen Behandlung.

Wenn andere Ängste im Vordergrund stehen

Menschen mit einer Generalisierten Angststörung geben psychische Probleme beim Hausarzt oft nur als *Folgeprobleme* ihrer Grundstörung an. Im Mittelpunkt stehen dann die Angst, die Kontrolle über die ständigen Ängste zu verlieren (»Ich bekomme meine Gedanken nicht mehr unter Kontrolle«), die Befürchtung, verrückt zu werden (»Bald schnappe ich über«) oder die Sorge, nicht mehr gesund zu werden (»Mir kann kein Arzt mehr helfen«). Dabei ist gleichzeitig weder eine Panikstörung noch eine Depression gegeben. Dennoch wird von vielen Ärzten oft vorschnell eine *mittelgradige depressive Episode* diagnostiziert.

Andererseits ist es eine Tatsache: Wenn Menschen mit einer Generalisierten Angststörung aus eigener Initiative wegen psychischer Probleme den Arzt oder die Ärztin aufsuchen, ist häufig schon eine *depressive Folgestörung* eingetreten. In diesem Fall werden meistens bestimmte Antidepressiva – sogenannte *Serotonin-Wiederaufnahmehemmer (SSRI)*, die den Serotoninspiegel im Gehirn erhöhen – verordnet. Viele Betroffenen reagieren jedoch, begünstigt durch ihre ohnehin oft stark erhöhte Grundanspannung, sehr empfindlich auf derartige Antidepressiva, insbesondere wenn sie bei akuten Ängsten und Sorgen anfangs gleich eine zu hohe Dosis verschrieben bekommen, anstatt dass eine langsam steigernde Einnahme empfohlen wird.

In der medizinischen *Kassenpraxis* bestehen somit zwei Arten von Problemen: Einerseits berichten die Betroffenen nicht spontan von ihrer Generalisierten Angststörung, andererseits wird diese von den Ärzten häufig nicht erkannt oder als Depression fehldiagnostiziert. Bei jahrelanger Dauer der Generalisierten Angststörung besteht, wie schon gesagt, tatsächlich oft auch eine erhebliche depressive Symptomatik, dabei wird jedoch angesichts der Behandlungsbedürftigkeit der Depression die dahinterliegende Generalisierte Angststörung leicht übersehen – oder gehofft, dass dieselben Medikamente auch die ängstliche Besorgtheit vermindern, ohne dass eine zusätzliche Psychotherapie erwogen wird.

Wenn Zeitmangel keine ausführliche Diagnostik erlaubt

Personen mit einer Generalisierten Angststörung können auf den ersten Blick wirken wie Menschen mit einer Depression (wegen Erschöpfungsgefühlen), einer Sozialen Angststörung (wegen Bewertungsängsten), einer Agoraphobie (wegen Einschränkungen ihres Bewegungsspielraums), einer Zwangsstörung (wegen ständiger Zwangsgedanken in Verbindung mit unbegründeten Schuldgefühlen) oder einer Hypochondrie (wegen phasenweiser Krankheitsängste), doch nichts davon entspricht den zentralen Kriterien einer Generalisierten Angststörung.

Im Rahmen einer großen deutschen Befragung von Hausarztpatientinnen und -patienten wurde festgestellt, dass die Allgemeinmediziner bei zwei Dritteln der Betroffenen die Generalisierte Angststörung nicht erkannt hatten. Bei einem Drittel der Betroffenen äußerte der Hausarzt nicht einmal den Verdacht auf irgendeine psychische Störung. Nur ein Drittel der Patienten mit einer Generalisierten Angststörung wurde also richtig diagnostiziert. Umgekehrt waren nur 16 Prozent der hausärztlich gestellten Diagnosen einer Generalisierten Angststörung richtig.

Fast jeder zweite Betroffene wurde nicht richtig behandelt, zumeist, weil die Störung nicht erkannt wurde. Weniger als 20 Prozent der Betroffenen erhielten eine spezifische medikamentöse Therapie. Von den 40 Prozent psychotherapeutisch behandelten Patientinnen und Patienten erhielt nur ein Bruchteil davon eine als wirksam bekannte Kognitive Verhaltenstherapie. Vielen Betroffenen fällt anfangs der Zugang zur Psychotherapie relativ schwer, nicht selten dadurch bedingt, dass sie ihre Generalisierte Angststörung bereits seit vielen Jahren mit ihrem Charakter gleichgesetzt haben, den man schwerlich ändern könne.

Im Rahmen der üblichen Kassenpraxis stellt die Behandlung von Menschen mit einer Generalisierten Angststörung eine große Herausforderung dar, vor allem eine hohe zeitliche Belastung bei geringer finanzieller Abgeltung.

Welche Unterschiede bestehen gegenüber anderen psychischen Störungen?

Abgrenzung von anderen Angststörungen

Die Ängste bei einer Generalisierten Angststörung weisen vielfältigste Inhalte auf und sind nicht auf bestimmte Themenbereiche begrenzt, wie dies bei anderen Angststörungen bzw. bei anderen psychischen Störungen mit Begleitängsten der Fall ist, bei denen ganz bestimmte Ängste im Mittelpunkt stehen, wie etwa Angst vor einer Panikattacke (Panikstörung), Angst vor fehlender Fluchtmöglichkeit (Agoraphobie), Angst vor Kritik (Sozialphobie), Angst vor Verunreinigung oder einer vermeintlich selbstverschuldeten Katastrophe (Zwangsstörung), Angst vor dem Wiedererleben bestimmter traumatisierender Erfahrungen (Posttraumatische Belastungsstörung), Angst vor einer ernsthaften Erkrankung (Hypochondrie), Angst angesichts vielfältiger verschiedener Körpersymptome (Somatisierungsstörung).

Im Unterschied zu Personen mit einer *Panikstörung*, die plötzlich auftretende Symptome (Herzrasen, Atemnot, Beklemmungsgefühle) als lebensgefährliche Bedrohung erleben, dominieren bei Menschen mit einer Generalisierten Angststörung andere, jedoch länger anhaltende körperliche Beschwerden (Anspannung, Kopfschmerzen, Nackenschmerzen, Schlafstörungen, Durchfall) sowie Befürchtungen bezüglich anderer möglicher Bedrohungssituationen (Sorgen um die Zukunft und die mögliche Gefährdung Angehöriger, Verlustängste, zwischenmenschliche Probleme). Menschen mit einer Generalisierten Angststörung leiden unter stunden- oder tagelang anhaltenden Angstzuständen (Angstepisoden). Sie haben aufgrund bestimmter mentaler Vermeidungsstrategien fast nie oder nur selten akute, auf wenige Minuten beschränkte Panikattacken, sondern viel häufiger Angstepisoden mit stundenlanger Erregung.

Im Vergleich zu Personen mit einer *Hypochondrie*, die harmlose körperliche Symptome als bedrohlich interpretieren und sich daher vor schlimmen Folgen einer vermeintlichen Krankheit fürchten, sorgen sich

Menschen mit einer Generalisierten Angststörung über eine Fülle möglicher Gefahren, weit über das nicht ausschließbare Risiko einer körperlichen Erkrankung der eigenen Person oder eines Familienmitglieds hinaus.

Im Gegensatz zu *Phobien* wird eine Generalisierte Angststörung nicht primär durch äußere Reize (Orte, Situationen, Menschen), sondern durch innere Reize (Gedanken, Bilder und Vorstellungen) ausgelöst und aufrechterhalten, wenngleich äußere Umstände die Ängste durchaus verschlimmern können. Bei einer Agoraphobie stehen zahlreiche äußere Umstände, bei einer Spezifischen Phobie einzelne Orte oder Situationen und bei einer Sozialen Phobie soziale Situationen mit den damit verbundenen Bewertungsängsten im Mittelpunkt der Besorgtheit. Auch wenn es sich hier um anhaltende Erwartungsängste handelt, machen diese noch keine Generalisierte Angststörung aus, denn Menschen mit einer Generalisierten Angststörung können in den entsprechenden phobischen Situationen durchaus erfolgreich handeln und zeigen kein derart ausgeprägtes äußeres Vermeidungsverhalten wie Personen mit einer Phobie.

Manche Menschen mit einer Generalisierten Angststörung beschreiben ihre Angst vor dem Autofahren oder dem Fliegen wie eine Phobie. Sie setzen sich jedoch ohne Vermeidung ins Auto oder Flugzeug, fürchten sich aber dennoch davor, dass irgendwann einmal etwas Schlimmes passieren könnte. In derartigen Fällen besteht keine Agoraphobie und auch keine Spezifische Phobie. Die sonst hilfreiche Konfrontationstherapie ist in diesen Fällen wenig zweckmäßig, weil sich die Betroffenen ohnehin allen diesen Situationen stellen. Sie können jedoch mit einem Restrisiko nicht umgehen, ähnlich wie Menschen, die aus Angst vor einem politisch motivierten Terroranschlag ihren Aktionsradius einschränken und dann wie Agoraphobiker wirken, ohne es tatsächlich zu sein.

Dies ist das *zentrale Unterscheidungsmerkmal* zwischen einer Agoraphobie und einer Generalisierten Angststörung, was die Einschränkung des Aktionsradius betrifft: Menschen mit einer *Agoraphobie* schränken ihre Mobilität ein, weil sie aufgrund bestimmter äußerer Umstände, in denen sie nicht jederzeit fliehen können, die unkontrollierbaren Reaktionen ihres eigenen Körpers fürchten. Menschen mit einer Generalisierten Angststörung engen ihren Aktionsradius ein aus Angst, von einer möglichen Natur- bzw. Umweltkatastrophe betroffen zu werden oder menschlicher Gewalt ausgeliefert zu sein in Form von Flugzeugentführung, Geiselnahme oder Selbstmordattentaten, aber auch aus Angst davor, dass im Falle einer Reise bei ihnen zu Hause eingebrochen wird. Menschen mit einer Generalisierten Angststörung sind anfällig für Horrormeldungen aus den Zeitungen, Agoraphobiker dagegen eher wenig.

Im Vergleich zu *Sozialphobikern*, die sich ausschließlich vor sozialen Situationen fürchten, vor allem vor solchen, in denen sie etwas leisten müssen und in denen sie beurteilt werden könnten, sind generalisierte Ängste unabhängig von sozialen Situationen.

Abgrenzung von anderen psychischen Störungen

Im Vergleich zu Personen mit einer *depressiven Störung* klagen die Betroffenen weniger über Interessenverlust, Freudlosigkeit, Niedergeschlagenheit, verminderten Antrieb, sozialen Rückzug, Appetitlosigkeit, Sinnlosigkeitsgefühle und Wertlosigkeit. Sie grübeln auch weniger über Suizid oder Schuldthematiken nach. Die Ängste und Sorgen sind nicht einseitig auf die Vergangenheit, sondern ängstlich-besorgt in die Zukunft gerichtet, nach dem Motto: »Was wäre, wenn …?« Bei depressiven Menschen dreht sich das ständige Grübeln um Ereignisse in der Vergangenheit, die mit persönlicher Unzulänglichkeit, Fehlschlägen, vermeintlicher Schuld, Enttäuschungen oder Verlusterlebnissen zu tun haben.

Menschen mit einer Generalisierten Angststörung sorgen sich über alles Mögliche in der Zukunft, hoffen jedoch, dass das Bevorstehende gut ausgeht. Depressive Patientinnen und Patienten sind dagegen davon überzeugt, dass es angesichts schlimmer Ereignisse in Vergangenheit und Gegenwart keine positive Zukunft geben kann. Typisch sind *Warum-Fragen*, wie etwa: »Warum ist mir das passiert?«, »Warum habe ich das getan?« Während der ängstliche Mensch eine Katastrophe um jeden Preis vermeiden will, ist für eine depressive Person die Katastrophe bereits eingetreten. Wegen des ständigen Sich-Sorgen-Machens und Grübelns klagen generalisiert ängstliche und depressive Patienten in ähnlicher Weise über chronische Verspannungszustände bis hin zu chronischen Schmerzen, Konzentrationsstörungen sowie Ein- und Durchschlafstörungen.

Im Vergleich zu Menschen mit einem *Burn-out-Syndrom* fällt bei Personen mit einer Generalisierten Angststörung auf, dass sie nicht erschöpft zusammenbrechen aufgrund objektiver Arbeitsanforderungen, sondern weiterhin relativ gut funktionieren, sich jedoch stressen aufgrund ihrer subjektiven Anforderungen, ein Restrisiko um jeden Preis ausschließen zu müssen.

Das Grübeln von Menschen mit einer *Zwangsstörung* lässt sich vom ständigen Sich-Sorgen-Machen klar abgrenzen. Zwangsgedanken beziehen sich auf vermeintliche Fehler oder Unterlassungen, die die Betroffenen in der Vergangenheit begangen haben könnten, oder auf zukünftige Ereignisse, deren Eintreffen sie mit allen Mitteln verhindern möchten, um sich daran nicht mitschuldig fühlen zu müssen. Zwangsrituale wie permanentes Kontrollieren, Waschen und Reinigen sollen die möglichen Auswirkungen in der Gegenwart oder nahen Zukunft auf andere Menschen oder die eigene Person begrenzen. Diffuse zukünftige Bedrohungen versuchen Zwangskranke mit magisch anmutenden Ritualen abzuwehren, während generalisiert ängstliche Personen sich nur erhöht besorgt zeigen.

Es bestehen auch inhaltliche Unterschiede zwischen zwanghaftem Grübeln und ängstlichem Sich-Sorgen-Machen. *Zwangsgedanken* hängen oft mit tabuisierten sexuellen oder unterdrückten aggressiven Antrieben und Impulsen zusammen, die man nicht unter Kontrolle haben könnte. Zwanghaftes Grübeln dient häufig dem Zweck, von der eigenen Person vermeintlich ausgehenden Schaden für andere Menschen zu verhindern, während ängstliche Besorgtheit sich vor allem um einen von außen kommenden Schaden für die eigene Person oder geliebte Menschen dreht. Eine ängstliche Besorgtheit ist viel realistischer, ich-näher und weniger aufdringlich als ein zwanghaftes Grübeln; die Gedanken drehen sich zudem nicht um Themen wie Verunreinigung oder Ansteckung.

Zusammengefasst: Bei Menschen mit einer Generalisierten Angststörung fehlen sowohl die zwangstypischen Rituale als Wiedergutmachungsversuche vermeintlicher Fehler als auch die eher magischen Abwehrrituale bezüglich drohender Gefahren. Sie grübeln nur insofern, als sie zur Vermeidung eines Restrisikos gegenwärtige und frühere Handlungen immer wieder durchgehen. Menschen mit einer Zwangsstörung grübeln dagegen in der Weise, dass sie sich mit bestimmten Dingen beschäftigen, die in der Vergangenheit durch eigene Schuld passiert sein könnten und vermeintlich zukünftig großes Unheil anrichten, wenn man ihre Auswirkungen nicht durch bestimmte gedankliche oder verhaltensbezogene Rituale gerade noch rechtzeitig abschwächen kann. Das ist der Sinn von Kontroll-, Wasch- und Reinigungszwängen.

Bei Personen mit einer *Posttraumatischen Belastungsstörung* (nach einem Trauma, z. B. einem Unfall, einem Überfall oder einer Vergewaltigung) wird keine Generalisierte Angststörung diagnostiziert, wenn die Ängste im Zusammenhang mit der Traumatisierung auftreten. Auch Menschen mit einer Generalisierten Angststörung haben oft Schlimmes im Leben durchgemacht, sie werden aber davon später nicht durch ständige lebhafte Wiedererinnerungen so überflutet wie traumatisierte Personen.

Ein Blick auf die Zahlen

Weite Verbreitung in der Bevölkerung

Im Rahmen einer sehr umfangreichen und repräsentativen Studie[5] über den Gesundheitszustand der Menschen in Deutschland aus dem Jahr 2013 fand man heraus, dass bei 15,3 Prozent der 18- bis 79-Jährigen eine Angststörung innerhalb der letzten 12 Monate bestanden hatte. Fast ein Siebtel von ihnen, nämlich 2,2 Prozent der Gesamtbevölkerung, wiesen dabei eine Generalisierte Angststörung auf, Frauen (2,9 Prozent) doppelt so häufig wie Männer (1,5 Prozent). In den USA hatten laut einer großen Studie 3,1 Prozent der Bevölkerung innerhalb der letzten 12 Monate eine Generalisierte Angststörung. Laut deutschen und amerikanischen Untersuchungen leiden rund 5 Prozent der Bevölkerung irgendwann einmal in ihrem Leben unter einer Generalisierten Angststörung.

In Hausarzt-Praxen stellen generalisierte Ängste die häufigste Angststörung dar, obwohl die Betroffenen meist nicht deswegen zum Arzt gehen. Laut einer Studie in Allgemeinarztpraxen weisen nach ICD-10-Kriterien 8,5 Prozent der deutschen Hausarztpatientinnen und -patienten in den letzten sechs Monaten eine Generalisierte Angststörung auf. Dies zeigt die Notwendigkeit der *Früherkennung*, um großes individuelles Leid und hohe volkswirtschaftliche Kosten wegen der Begleit- und Folgekrankheiten verhindern zu können.

Neuere Studien belegen, dass zunehmend immer mehr jüngere Menschen (um die 20 Jahre) unter einer Generalisierten Angststörung leiden als in der Generation vor ihnen. Demnach scheint das Ausmaß der Generalisierten Angststörung in der Bevölkerung zuzunehmen.

Gut die Hälfte der Menschen mit einer Generalisierten Angststörung berichtet, dass sie schon als Kind ängstlich waren. Die meisten Betroffenen wurden erst langsam und schleichend im Laufe von Jahren vor Angst krank, nach klinischen Erfahrungen erkranken manche Personen jedoch auch durch bestimmte Stressfaktoren im Leben, die vor allem mit Unsicherheit und Veränderungen zu tun hatten.

Anstieg der Angststörungen durch gesellschaftliche Veränderungen

Man hört es immer wieder: Angststörungen sind in den letzten Jahrzehnten stark angestiegen. Es ist ein Faktum: Laut Sozialversicherungsträgern werden Angststörungen und Depressionen gegenwärtig viel häufiger diagnostiziert als früher. Sind vielleicht nur die Diagnosezahlen angestiegen, während der Prozentanteil der Angstkranken in der Bevölkerung gleichgeblieben ist?

Manche Fachleute sehen laut Bevölkerungsumfragen keinen Anstieg, andere dagegen sind der Meinung, dass seit den 1950er-Jahren Angststörungen zugenommen haben, bedingt durch sozioökonomische Faktoren und persönliche Bedrohungseinschätzungen:

- Obwohl das Leben in früheren Jahrhunderten durch zahlreiche Faktoren viel stärker bedroht war als heute, nehmen die Menschen gegenwärtig subjektiv immer weniger Sicherheit im Leben wahr. Die Bevölkerung ist im Zeitalter von *Globalisierung* und Internet binnen Sekunden über alle Bedrohungen in der näheren und weiteren Umwelt informiert. Die mangelnde subjektive Kontrolle der Umwelt macht Angst und erzeugt Stress. Krankmachend ist nicht der Stress an sich, sondern vielmehr das Gefühl des Kontrollverlusts.
- Der schulische und berufliche *Leistungsdruck* fördert Versagensängste und soziale Ängste, aber auch existenzielle Ängste in Bezug auf die ökonomische Absicherung des weiteren Lebens. Immer mehr Arbeitnehmerinnen und Arbeitnehmer haben den Eindruck, dass ihr Arbeitsplatz als Grundlage der Existenzsicherung unsicherer ist als früher.
- Die Menschen wurden noch nie so alt wie jetzt und fürchten sich dennoch mehr denn je vor Krankheiten, einerseits wegen des größeren Erkrankungsrisikos als Folge höheren Lebensalters, andererseits wegen höherer Erwartungen an die Medizin.
- *Familiäre Systeme* haben durch die zunehmende Instabilität von Ehe und Partnerschaft ihren Schutzfaktor für die Gesundheit in Kindheit, Jugend und Erwachsenenalter verloren. Die Vereinzelung, soziale Entwurzelung und mangelnde Solidarität in unserer Gesellschaft fördern die Entwicklung von Angststörungen. Stabile Sozialkontakte dagegen schützen vor krankhaften Ängsten. Der Verlust von sozialer Verbundenheit erklärt zumindest teilweise die Zunahme von Angststörungen.

Die Folgen: hohe Rate an Mehrfacherkrankungen

Ständiges ängstliches Sich-Sorgen-Machen führt durch die Beeinträchtigung von Aufmerksamkeit und Konzentration oft zu *kognitiven Leistungsstörungen*. Der Arbeitsspeicher wird durch ständige »Was wäre, wenn …?«-Gedanken bald überfordert, ähnlich wie ein PC, wenn gleichzeitig zu viele Programme geöffnet sind.

Eine Generalisierte Angststörung geht oft mit einer oder gar mehreren anderen psychischen Störungen einher. 90 Prozent der Patientinnen und Patienten weisen innerhalb eines Jahres noch eine weitere psychische bzw. psychosomatische Störung auf. Oft besteht eine *Mehrfacherkrankung* in Zusammenhang mit folgenden Diagnosen: depressive Episode, lang dauernde depressive Verstimmung, Spezifische Phobie, Soziale Phobie, Panikstörung, Schlafstörung und Somatoforme Störungen (körperliche Funktionsstörungen ohne erhebliche organische Ursachen).

Eine erhöhte ängstliche Besorgtheit im Ausmaß einer Generalisierten Angststörung kann auch auftreten oder verstärkt werden durch die Erfahrung einer schweren körperlichen Erkrankung, wie etwa eines Herzinfarkts, einer Krebserkrankung oder einer unfallbedingten Schmerzstörung. Im mildesten Fall spricht man von einer *Anpassungsstörung, Angst und depressive Reaktion gemischt* (ICD-Code: F43.22), weil es um psychische Reaktionen und Anpassungsprozesse nach einschneidenden Lebensereignissen geht.

Neuere Studien belegen enge Zusammenhänge zwischen Generalisierter Angststörung und *psychosomatischen Beschwerden*, insbesondere Schmerzstörungen und Magen-Darm-Beschwerden, wenn gleichzeitig bestimmte Risikofaktoren vorhanden sind. Rund ein Drittel der Patientinnen und Patienten leidet unter einem *Reizdarmsyndrom*. Die Generalisierte Angststörung kann einerseits aufgrund der chronischen Muskelverspannung zu einer *Anhaltenden Somatoformen Schmerzstörung* führen, andererseits aber auch die Folge chronischer Schmerzen sein.

Festgestellt wurde auch eine erhöhte Rate an *Herz-Kreislauf-Erkrankungen*, die – in Wechselwirkung mit medizinischen Faktoren – weniger mit bestimmten Stressfaktoren an sich, sondern vielmehr mit der ständigen ängstlichen Besorgtheit und den damit einhergehenden körperlichen Veränderungen zusammenhängen.

Sobald körperliche Beschwerden chronifizieren, nehmen die Betroffenen vermehrt medizinische Dienste in Anspruch: zum einen zur diagnostischen Abklärung und zum anderen zur primär organmedizinisch ausgerichteten Behandlung ihrer Beschwerden.

Bedenklicher Krankheitsverlauf

Eine Generalisierte Angststörung setzt bei zwei Dritteln der Betroffenen in den Zwanzigern ein, bei manchen schon etwa ab dem 11. Lebensjahr. Ein zweiter (geringerer) Altersgipfel liegt zwischen dem 30. und dem 35. Lebensjahr. Die Werte bleiben stabil hoch mindestens bis zum 55. Lebensjahr. Unter älteren Personen, vor allem bei Frauen, ist die Generalisierte Angststörung die häufigste Angststörung.

Im Gegensatz zur Panikstörung beginnt eine Generalisierte Angststörung meist langsam, ohne ein auslösendes, einschneidendes Ereignis. Ihre Entwicklung wird begünstigt durch bestimmte lebensgeschichtliche Ereignisse und Erfahrungen, wie etwa frühe Trennung von den Eltern, unsichere Eltern-Kind-Bindung, negative Erlebnisse in der Schulzeit, ein alkoholkranker Elternteil, Arbeitslosigkeit, finanzielle Probleme, allgemein erhöhtes Stressniveau, körperliche und sexuelle Gewalterfahrungen sowie andere Traumatisierungen.

Menschen mit einer Generalisierten Angststörung ist lange Zeit gar nicht bewusst, dass ihre ständigen Sorgen und Befürchtungen eine Krankheit darstellen. Viele Patientinnen und Patienten kennen sich von klein auf als Person, die ständig besorgt ist über alle möglichen Dinge des Lebens. Sie begeben sich daher häufig zunächst nicht in psychotherapeutische Behandlung, sondern suchen wegen der zunehmenden körperlichen Begleitsymptomatik (Schlafstörung, chronische Verspannung, Nervosität, Magen-Darm-Probleme, Kopfschmerzen u. a.) den Hausarzt auf.

Ohne adäquate psychotherapeutische Behandlung verläuft diese Störung oft chronisch, mit einer geringen Spontanheilungsrate. Schwankungen der Befindlichkeit sind allerdings typisch. Bei rund der Hälfte der Betroffenen gibt es durchaus symptomfreie Intervalle. Positive lebensverändernde Ereignisse (z. B. Heirat) können den Verlauf einer Generalisierten Angststörung oft nicht beeinflussen. Mit der Fortdauer der Störung nehmen Anzahl und Ausprägungsgrad der Symptome zu. In Belastungssituationen tritt häufig eine Verschlechterung auf.

Aufgrund des großen subjektiven Leidensdrucks und der möglichen Folgen ist die Generalisierte Angststörung als sehr beeinträchtigende Störung anzusehen. Die soziale Beeinträchtigung ist oft größer als bei Patientinnen und Patienten mit einer körperlichen Erkrankung.

Wegen der zahlreichen anhaltenden körperlichen Symptome werden die Betroffenen häufig nur medikamentös behandelt, vor allem mit Medikamenten gegen Schlafstörungen und Nervosität. Die Grundkrankheit wird oft übersehen. Rund ein Drittel der Personen mit einer Generalisierten Angststörung war laut eigenen Angaben bereits lange vor Beginn der Störung nervös und ängstlich.

Menschen mit einer Generalisierten Angststörung begeben sich erst relativ spät in psychotherapeutische Behandlung. Dabei wäre eine möglichst frühzeitige Psychotherapie sehr wichtig, um die Gefahr der Chronifizierung zu vermeiden oder wenigstens zu verringern. Die Betroffenen erleben sich einerseits nicht als krank genug, andererseits werden ihre Ängste und Sorgen vom Hausarzt auch nicht als entsprechend krankheitswertig beurteilt und behandelt.

Wenn die Generalisierte Angststörung länger als ein Jahr andauert, entwickeln sich oft auch noch andere Störungen, vor allem Missbrauch oder Abhängigkeit von Alkohol oder Beruhigungsmitteln. Viele Betroffene begeben sich erst dann in Behandlung, wenn mindestens eine weitere Störung besteht. Die mangelnde Diagnostik und Therapie von Menschen mit einer Generalisierten Angststörung schlägt sich in hohem individuellem Leid und großen volkswirtschaftlichen Kosten nieder, vor allem, wenn auch noch weitere psychische Erkrankungen (Depressionen, Alkoholmissbrauch), Schmerzen oder körperliche Funktionsstörungen (»Somatoforme Störungen«) hinzukommen.

Krankheitswertige Angst ist auch teuer für das Gesundheitssystem: Patientinnen und Patienten mit einer Angststörung suchen drei- bis fünfmal öfter medizinische Behandlungseinrichtungen auf als andere Personen.

Mithilfe neuerer Behandlungskonzepte auf der Basis der Verhaltenstherapie, wie sie im dritten Teil dieses Buches dargestellt werden, kann drei Vierteln der Menschen mit einer Generalisierten Angststörung dauerhaft geholfen werden, während dies früher nur bei rund der Hälfte der Fall war.

Teil 2
Wie entsteht eine Generalisierte Angststörung?

Das biopsychosoziale Krankheitsmodell als Erklärungsrahmen

Erbe, Umwelt und Persönlichkeit in Wechselwirkung

Alle möglichen psychischen und körperlichen Störungen lassen sich in ihrer aktuellen Ausprägung am besten durch ein *Zusammenwirken von drei grundlegenden Faktoren* erklären:
1. anlagebedingte und lebensgeschichtliche Faktoren als Ursachen,
2. situative Faktoren in Familie, Beruf und Umwelt als Auslöser,
3. personenspezifische Reaktionen als aufrechterhaltende Faktoren.

Heutzutage geht es bei psychischen Störungen nicht mehr um die früher oft heiß diskutierte Frage: »Biologie oder Umwelt?« Es wirken sich nämlich beide Faktoren auf das weitere Leben aus; viel entscheidender ist oft der dritte Aspekt: wie die Betroffenen auf ihre Ängste und Sorgen reagieren und damit umgehen. Dieses *Drei-Komponenten-Modell*, das als *biopsychosoziales Krankheitsmodell* bekannt ist, wurde unterschiedlich gut für die verschiedenen psychischen Störungen ausgearbeitet, bedingt durch den jeweiligen Stand der Wissenschaft.

Im Bereich der Generalisierten Angststörung besteht, verglichen mit Depressionen und anderen Angststörungen, noch ein großer Forschungsbedarf. Zu den Faktoren biologische Anfälligkeit (Fachausdruck: *Vulnerabilität*) und lebensgeschichtliche Ereignisse gibt es noch wenig gesicherte wissenschaftliche Erkenntnisse, wohl aber viele Erfahrungswerte in der klinischen Praxis. Hinsichtlich der personenbezogenen Merkmale, die die Ausprägung einer Generalisierten Angststörung verstärken oder abschwächen, wurde dagegen in den letzten zwei Jahrzehnten ein umfangreiches Wissen angehäuft.

Für den Bereich der Psychotherapie bedeutet dies im Vergleich zu früher einen bemerkenswerten Fortschritt, zumal die personenbezogenen Faktoren der Ansatzpunkt von Selbsthilfemaßnahmen und Therapie-Programmen darstellen, und zwar sowohl auf der Basis der Verhaltenstherapie als auch anderer Psychotherapiemethoden.

Heilungschancen trotz biologischer und sozialer Prägung

In Kapitel 2 dieses zweiten Buchteils werden die wissenschaftlich gesicherten Fakten zur Generalisierten Angststörung präsentiert, differenziert nach den drei Faktoren Biologie, soziale Umwelterfahrungen und persönlichkeitsspezifische Reaktionsmuster. Diese Darstellung mag vielleicht im ersten Moment Ihre Hoffnung auf Änderung Ihrer psychischen Befindlichkeit dämpfen, wenn Sie sich bewusst werden, wie stark Sie durch Biologie und soziale Umwelterfahrungen in Ihrem Denken, Fühlen und Verhalten bestimmt sind. Das Ziel ist jedoch genau das Gegenteil. Es geht darum zu zeigen: Biologie und Umwelt, Genetik und Lebensgeschichte sind kein alles bestimmendes Schicksal, es kommt vielmehr darauf an, wie Sie damit am besten umgehen.

Das *biopsychosoziale Krankheitsmodell* zur Entstehung und Aufrechterhaltung einer Generalisierten Angststörung, bei dem biologische, soziale und psychologische Aspekte gleichermaßen berücksichtigt werden, ermöglicht nicht nur ein besseres Verständnis Ihres momentanen Soseins, sondern stellt auch die Grundlage für verschiedene Möglichkeiten dar, Ihre Befindlichkeit zu verbessern.

Dieser Selbsthilfe-Ratgeber beschäftigt sich in Teil 3 damit, wie Sie mithilfe von neun Schritten eine Generalisierte Angststörung erfolgreich bewältigen können. Die Möglichkeiten, auf der biologischen und sozialen Ebene auf die Symptome Ihrer Erkrankung Einfluss zu nehmen, werden hier nur angedeutet: So können Ihnen bestimmte *Antidepressiva* durchaus helfen, mit Ihrer psychischen Konstitution besser zurechtzukommen, indem sie eine gewisse Distanz zu Ihrer ängstlichen Besorgtheit herstellen und Sie dadurch wieder mehr ins Tun kommen, statt untätig in ständigen ängstlichen Befürchtungen zu verharren. *Soziale Maßnahmen*, wie etwa Veränderungen in der Partnerschaft, in der Familie oder im Beruf, können die Neigung zu einer Generalisierten Angststörung ebenfalls erheblich mildern, sodass die Ängste nicht länger so gravierend sind, dass sie als krankheitswertig bezeichnet werden müssen.

Für ein besseres Leben ist es nicht nötig, dass Sie ein anderer Mensch werden, was angesichts der biologischen, sozialen und lebensgeschichtlichen Geprägtheit auch gar nicht möglich wäre. Ihr Sosein zu akzeptieren, bedeutet keineswegs zu resignieren, sondern schafft die Voraussetzungen dafür, dass Sie mit mehr Energie konkrete Möglichkeiten zur Veränderung in Richtung von mehr Lebensqualität sowie von mehr sozialer und beruflicher Funktionsfähigkeit entwickeln können.

Der Faktor der Biologie

Was macht die genetische Komponente aus?

Es gibt kein »Angst-Gen«, das heißt *keine spezifische Erbkomponente* als biologischen Risikofaktor für eine Generalisierte Angststörung, wohl aber eine *erhöhte Angst-Sensibilität*, also eine seit der Kindheit bestehende Neigung zu Ängstlichkeit und Nervosität, die mit einer leichteren Anfälligkeit für eine Angststörung einhergeht. Gut die Hälfte der Betroffenen bezeichnet sich schon von klein auf als ängstlich.

Eine gewisse Ängstlichkeit als *Persönlichkeitsmerkmal* macht noch keine psychische Störung aus. Es handelt sich dabei einfach nur um eine erhöhte Sensibilität in Bezug auf neue Erfahrungen und ungewisse Situationen, um eine stärkere Ausrichtung der Aufmerksamkeit auf mögliche Gefahren sowie um eine raschere psychovegetative Ansprechbarkeit im Sinne des Hervorbringens bestimmter körperlicher Symptome. Erst in Verbindung mit lebensgeschichtlich einschneidenden Erfahrungen und bestimmten persönlichen Denk- und Verhaltensmustern kann sich daraus eine Generalisierte Angststörung entwickeln, ähnlich wie Schüchternheit noch keine Soziale Phobie und eine Panikattacke noch keine Panikstörung ausmacht.

Das Erkrankungsrisiko ist zu einem Drittel genetisch bedingt. Bei Angststörungen allgemein sind bis zu 40 Prozent Anlagefaktoren bedeutsam, rund 30 Prozent stehen mit Umweltfaktoren im Zusammenhang, und rund 30 Prozent gehen auf Persönlichkeitsfaktoren zurück. Das Faktum, dass laut Forschung und vielfacher klinischer Erfahrung zahlreiche Menschen mit einer Generalisierten Angststörung einen überängstlichen Elternteil haben, weist auf die Kombination von Erbe und Umwelt, von Anlage und Vorbild, hin.

Erbanlagen sind kein unabänderliches Schicksal, sondern sie werden durch verschiedene Faktoren in ihren Auswirkungen positiv oder negativ beeinflusst. Es kommt darauf an, wie man persönlich damit umgeht und welche Umweltbedingungen sich günstig auswirken. Die Neigung zu erhöhter Ängstlichkeit und Nervosität kann durch Selbsterziehung gut bewältigt werden, ohne dass sich eine Generalisierte Angststörung daraus entwickeln muss.

Auch hier gilt das Motto: »Jedes Ding hat zwei Seiten.« Eine erhöhte Empfindsamkeit im Sinne einer raschen emotionalen und körperlichen Ansprechbarkeit kann bei negativen Inhalten durchaus belastend sein, bei positiven Inhalten jedoch die Grundlage für intensive Freude, Liebesfähigkeit und Anteilnahme an anderen Menschen darstellen. Übergewissenhaftigkeit kann im negativen Fall die Basis für ungesunden Perfektionismus sein, im positiven Fall die Voraussetzung für eine verlässliche und hocheffiziente Arbeitsweise im Beruf und in der Freizeit.

Welche biologischen Faktoren sind bedeutsam?

Wie bei Betroffenen von anderen Angststörungen findet man auch bei Menschen mit einer Generalisierten Angststörung eine vorschnelle Ansprechbarkeit des »emotionalen Gehirns«: Der sogenannte *Mandelkern* (Fachausdruck: Amygdala) im limbischen System, unserem »Säugetierhirn«, reagiert extrem schnell auf vermeintliche Bedrohungen, aber auch auf spontan erinnerte Bedrohungserfahrungen, die als *szenenhaftes Gedächtnis* (Fachausdruck: episodisches Gedächtnis) im Bereich des Hippocampus gespeichert sind, ähnlich wie die emotionalen und körperlichen Reaktionen darauf in der Amygdala gespeichert sind.

Laut neuesten Erkenntnissen sind beim Ablauf der gesamten Angstreaktion auch noch zahlreiche andere Hirnregionen beteiligt. In unserem Zusammenhang reicht jedoch das vereinfachte Modell: Die Amygdala löst oft vorschnell – sowohl unterbewusst als auch bei bewusster Vorstellung einer Bedrohung – zur vermeintlichen Sicherung des Überlebens eine Kampf-Flucht-Reaktion aus, während der rational steuernde Teil des Gehirns, das Stirnhirn, welches das Gehirn des Menschen besonders auszeichnet, nicht rasch genug hemmend wirkt. Das Alarmsystem unseres emotionalen Gehirns arbeitet in Form von Bildern und aktiviert so blitzschnell unseren Körper. Das Frontalhirn dagegen benutzt die Sprache und das Nachdenken und bekommt so durch konkret geplante Verhaltensweisen unsere sonst unkontrolliert ausufernden Emotionen in den Griff.

Bei einer Generalisierten Angststörung bestehen auf neurobiologischer Ebene reversible Störungen im Bereich der Botenstoffe des Gehirns, und zwar beim *angsthemmenden Neurotransmittersystem GABA*, was durch Tranquilizer kompensiert wird, sowie auch bei den *Neuro-*

transmittern Serotonin und *Noradrenalin*, wodurch sich die Wirkung bestimmter Antidepressiva erklärt. Nachweisbar ist auch ein erhöhter *Cortisol-Spiegel* am Morgen als Ausdruck der überaktiven Stresshormon-Achse, ausgelöst von der Amygdala, der zu körperlicher Daueranspannung bei ausbleibender realer Gefahr führt.

Viele Ärztinnen und Ärzte beziehen sich immer noch auf stark vereinfachte medizinische Erklärungsmodelle, um ihren Patientinnen und Patienten gegenüber die Verordnung von Antidepressiva zu rechtfertigen. Nach neueren Konzepten können jedoch alle möglichen Botenstoffe im Gehirn – vor allem auch zahlreiche bisher noch unbekannte – für die Entstehung psychischer Störungen bedeutsam sein, wobei sie nicht deren alleinige und entscheidende Ursache ausmachen.

Bei der Generalisierten Angststörung werden neben den üblicherweise verschriebenen *Serotonin-Wiederaufnahmehemmern (SSRI)*, die die Konzentration des Botenstoffs Serotonin im sogenannten synaptischen Spalt zwischen den Nervenzellen im Gehirn erhöhen, heute bereits völlig anders wirkende Medikamente eingesetzt.

Die Bedeutung der sozialen Umwelt

Welchen Einfluss haben Kindheit und Jugend?

Die grundlegende Einstellung von Menschen mit einer Generalisierten Angststörung, dass das Leben unsicher und bedrohlich und die Welt gefährlich und unkontrollierbar ist, kann auf entsprechenden *tiefgreifenden Erfahrungen in der Kindheit oder im Jugendalter* beruhen.

Anders als Personen mit einer Posttraumatischen Belastungsstörung, die in der Kindheit ein bestimmtes Trauma erlebt haben, das sich im späteren Leben immer wieder aktualisiert, werden Menschen mit einer Generalisierten Angststörung in der Gegenwart nicht ständig mit unkontrollierbaren Wiedererinnerungen an die Vergangenheit konfrontiert. Aufgrund schwieriger Erfahrungen in der Kindheit und Jugend sind sie jedoch sehr sensibel gegenüber allen möglichen Bedrohungen im späteren Leben, nach dem Motto: »Die Welt ist ein gefährlicher Ort.«

Sogenannte *kritische Lebensereignisse*, die allerdings auch im Vorfeld von anderen psychischen Störungen vorkommen, können sich prägend auf das ganze weitere Leben auswirken. Es handelt sich dabei oft um folgende einschneidende Belastungen: Trennung von den Eltern im Kindesalter, Trennung oder Scheidung der Eltern, ständiger Streit zwischen den Eltern, Tod eines Elternteils oder eines anderen engen Verwandten, anhaltende psychische Erkrankung oder Alkoholabhängigkeit eines Elternteils, körperliche Gewalterfahrungen in der Familie, schwere körperliche Erkrankungen enger Bezugspersonen, häufiger Umzug mit Geborgenheitsverlust, materielle Not, soziales Außenseitertum der ganzen Herkunftsfamilie, schwere Erkrankung als Kind mit langen Krankenhausaufenthalten und häufigen Fehlstunden in der Schule, langdauerndes Mobbing vonseiten der Mitschülerinnen und Mitschüler, permanent schlechte Schulleistungen mit kaum positiven Lernerfahrungen, überängstliche Eltern als Folge einer unfall- oder krankheitsbedingten Beeinträchtigung eines anderen Kindes.

Viele Menschen mit einer Generalisierten Angststörung haben von klein auf *unsicher-vermeidende oder unsicher-ambivalente Bindungen* in der Familie erlebt. Es fehlte oft an ausreichender Geborgenheit, sodass die Betroffenen weder Vertrauen in stabile und verlässliche Beziehungen noch zu sich selbst entwickeln konnten. Sie fürchten daher schneller und stärker als andere Menschen jede Form der Bedrohung von Sicherheit und Geborgenheit. Die Erfahrung von unzuverlässigen und unkontrollierbaren sozialen Beziehungen begünstigt eine Weltsicht, die durch das Grundgefühl charakterisiert ist, bevorstehende Lebenssituationen weder kontrollieren noch bewältigen zu können.

Neben einer wenig Halt und Vertrauen gebenden Familienatmosphäre kann auch eine *überbehütende Erziehung* – meistens vonseiten der Mutter, nicht selten aber auch vonseiten des Vaters – dazu geführt haben, dass das Vertrauen in die eigene Handlungsfähigkeit in neuen oder unsicheren Situationen von klein auf untergraben wurde.

Die negative Vorbildwirkung *ängstlicher Eltern*, die selbst nur ein geringes Vertrauen in ihre eigenen Fähigkeiten, in die Umwelt und in die Zukunft haben, kann sich ebenfalls prägend auswirken. Wer aufgrund der negativen Einstellungen und Verhaltensweisen eines Elternteils die Umwelt als bedrohlich und unberechenbar erlebt hat, wird sich schneller und stärker vor unsicheren und ungewissen Situationen fürchten als jemand, der von klein auf mit großem Vertrauen in die Zukunft und in andere Menschen aufgewachsen ist.

Fazit: Menschen mit einer Generalisierten Angststörung haben in Kindheit und Jugend oft einen Elternteil gehabt, der vor den Gefahren der Welt übermäßig gewarnt hat (z. B. »Pass auf, dass du nicht bestohlen bzw. überfallen wirst«), gleichzeitig jedoch nicht in der Lage war, zu Hause das nötige Maß an Sicherheit, Geborgenheit und emotionaler Wärme zu vermitteln und das Vertrauen des Kindes in seine eigenen Fähigkeiten zu stärken.

Die Erfahrung von Ungeborgenheit sowie die mangelnde Verlässlichkeit und Stabilität sozialer Beziehungen in der Kindheit kann schon sehr früh dazu geführt haben, dass sich die Betroffenen aufgrund der Umstände als Kind »frühreif« verhalten mussten. Sie übernahmen oft nicht nur für sich selbst, sondern auch für Familienmitglieder ein Übermaß an Verantwortung: Sie verhielten sich etwa der depressiven Mutter gegenüber wie eine fürsorgliche Mutter, dem alkoholkranken Vater gegenüber wie eine strenge Partnerin, einem alleinstehenden Elternteil waren sie Partnerersatz, für die ständig streitenden Eltern fungierten sie als permanente Schiedsrichterin und den kleineren Geschwistern waren sie eine gute Mutter. Oft ging es sogar aufgrund der familiären Umstände phasenweise gar nicht anders, als sich in dieser Weise zu verhalten, um eine minimale Funktionsfähigkeit der ganzen Familie zu gewährleisten. Im Laufe des Lebens haben viele Menschen mit einer Generalisierten Angststörung aufgrund der Lebensumstände eine erstaunliche Fähigkeit entwickelt, sich empathisch in nahe Angehörige und gute Bekannte einzufühlen und in der Folge davon auch stärker besorgt zu sein, wenn es diesen Personen schlecht geht. Sie sind extrem bemüht, die Bedürfnisse der anderen vorauszuahnen, um rechtzeitig auf deren innere Befindlichkeit reagieren zu können.

Die *Erfahrungen in der Herkunftsfamilie* können prägend sein für das spätere Verhalten in der Partnerschaft und in der eigenen Familie. Daran gewöhnt, keine Sicherheit und Geborgenheit erwarten zu können, verhalten sich die Betroffenen dem Partner und den eigenen Kindern gegenüber häufig so, dass der ganze Selbstwert über Geben und Sich-Verausgaben für andere definiert ist. Das Gefühl, die Kontrolle über alles und jedes zu verlieren, vor allem auch über sich selbst und die eigenen Gedanken und inneren Zustände, löst die Urangst aus, ins Bodenlose zu fallen, wenn niemand da ist, der einen auffangen könnte, ähnlich wie dies in der Herkunftsfamilie der Fall war.

Welche der oben genannten Faktoren könnten bei Ihnen zur Ausbildung einer Generalisierten Angststörung beigetragen haben? Haben Sie im Elternhaus von klein auf zu wenig Sicherheit und Geborgenheit erlebt, oder hing alles davon ab, dass Sie für andere Familienmitglieder Stütze und Halt sein mussten, unter Vernachlässigung der eigenen Bedürfnisse? Oder haben Sie im Gegenteil eine wunderschöne Kindheit und Jugend gehabt und erst im späteren Leben schlimme Schicksalsschläge erlitten? Manche Menschen mit einer Generalisierten Angststörung haben diese erst im höheren Alter entwickelt, als Reaktion auf Verlusterlebnisse durch Todesfälle oder Trennungen, auf schwere Krankheiten oder auf folgenreiche Bedrohungen der beruflichen oder finanziellen Sicherheit.

Grundsätzlich gilt: Alles, was einem den Boden unter den Füßen wegzieht und das Vertrauen in die Zukunft, in die soziale Umwelt und die eigene Selbstwirksamkeit erschüttert, kann zum Nährboden für eine Generalisierte Angststörung werden.

Welchen Einfluss hat die aktuelle Lebenssituation?

Obwohl die Generalisierte Angststörung als lang andauernde psychische Störung gilt, gibt es auffällige Schwankungen von Verbesserungen und

Verschlechterungen. Diese lassen sich am besten mit der Anwesenheit oder Abwesenheit bestimmter *Stressfaktoren* erklären, wie etwa starke Belastungen am Arbeitsplatz, Bedrohung oder Verlust des Arbeitsplatzes, finanzielle Sorgen, Krisen in der Partnerschaft oder Familie, Alkohol- oder Drogenprobleme des Partners bzw. der Partnerin, Krankheit oder Tod von Familienangehörigen, politische oder gesellschaftliche Krisensituationen.

Je mehr reale Probleme die Betroffenen in ihrer aktuellen Lebenssituation zu bewältigen haben, desto eher treten auch Ängste vor weiteren Verschlechterungen der allgemeinen Lage auf. Neben psychotherapeutischer Hilfestellung benötigen die Betroffenen zusätzlich die Unterstützung vonseiten des Staates und anderen Helfersystemen.

Die Neigung zu einer Generalisierten Angststörung kann gerade in *Übergangsphasen des Lebens*, die aufgrund der Neuheit das Gefühl von Unsicherheit provozieren, verstärkt zum Ausdruck kommen, wie etwa nach Schulwechsel, Heirat, Umzug, Arbeitsplatzwechsel, beruflichem Aufstieg, Geburt eines Kindes, Auszug der Kinder, Berentung. Auch *Lebenskrisen*, die durch eine schwere Erkrankung, einen Arbeits- oder Freizeitunfall, Trennungen und Verluste hervorgerufen wurden, können zum Entstehen einer Generalisierten Angststörung beitragen.

Es ist allgemein bekannt: *Krankmachend* ist nicht der Stress an sich, sondern das subjektive Gefühl, die aktuellen Anforderungen mit den eigenen Möglichkeiten nicht bewältigen zu können. Menschen mit einer Generalisierten Angststörung können jedoch, wenn es darauf ankommt, ganz konkrete Anforderungen, selbst wenn sie eine große Belastung darstellen, meistens genauso gut bewältigen wie andere Personen.

Unerträglichen Stress lösen oft gar nicht die aktuellen Situationen an sich aus, sondern die ständigen »Was wäre, wenn …?«-Fragen, das heißt die Besorgtheit darüber, dass alles noch schlimmer und damit vielleicht sogar völlig unlösbar werden könnte. Die Betroffenen bleiben mit ihrer ganzen Aufmerksamkeit nicht in der Gegenwart, beim momentanen Problem, sondern leben mental ständig in der Zukunft und stellen sich vor, was im schlimmsten Fall passieren könnte; sie konstruieren aus einem realen und lösbaren Problem ein unwahrscheinliches und unlösbares Problem, das sie resignieren oder gar verzweifeln lässt.

Typische *Beispiele* dafür sind folgende Situationen:

Die aktuelle Erkrankung von Eltern, Partner oder Kindern kann gut gemeistert werden, große Angst bereitet jedoch der Gedanke: »Was wäre, wenn meine Mutter / mein Mann / mein Kind nicht mehr gesund würde?«

Überdurchschnittliche Anforderungen im Beruf können trotz Klagens über die Belastung erfolgreich bewältigt werden, beunruhigenden Stress löst aber folgende Überlegung aus: »Was wäre, wenn mir angesichts der momentan wirtschaftlich unsicheren Zukunft unserer Firma aufgrund meines Alters und meines relativ hohen Gehalts im Zuge von Einsparungsmaßnahmen gekündigt würde?«

Ein längerer beruflich bedingter Auslandsaufenthalt des Partners stellt – anders als bei zahlreichen Frauen mit einer Panikstörung oder einer Trennungsangststörung, die ihren Partner nur schwer verreisen lassen können – keine Belastung dar, wohl aber die Sorge: »Was wäre, wenn meinem Mann in diesem politisch unsicheren Land etwas zustoßen würde?« Quälend wirkt manchmal auch der Gedanke: »Was wäre, wenn ich meinen Partner zu einem bestimmten Zeitpunkt nicht erreichen könnte? Ob ihm dann wohl etwas Schlimmes zugestoßen ist?«

Allein zu Hause zu sein, beunruhigt viele generalisiert ängstliche Menschen – im Gegensatz zu solchen mit Panikstörung mit oder ohne Agoraphobie – nicht übermäßig, wohl aber der Gedanke: »Was wäre, wenn Einbrecher kommen und nicht nur etwas stehlen, sondern mir oder meinem Kind etwas Schlimmes antun würden?«

Bestimmte Termine und Aufgabenstellungen an sich bereiten keinen besonderen Stress, wohl aber der Gedanke: »Was wäre, wenn ich das alles nicht oder nicht gut genug schaffen würde?«

Bei manchen Menschen flackert die Generalisierte Angststörung gerade dann auf, wenn sie zu wenig Stress und zu viel Zeit zum Nachdenken haben. Die Betroffenen können in Zeiten der geistigen Unterforderung ihrer ängstlichen Besorgtheit ganz besonders nachgehen, wie etwa Mütter und Väter in Elternzeit, arbeitslose Menschen, Arbeitnehmerinnen und Arbeitnehmer während eines langen Krankenstandes, ältere Personen in Rente oder Urlauber während eines zu passiv gestalteten Auslandsaufenthalts am Meer. Man spricht hier von einem *Bore-out-Syndrom* (»Überforderung durch Unterforderung«), bei dem ständiges Sich-Sorgen-Machen quasi als stimulierendes Gegenmittel wirksam wird.

Der Aspekt des persönlichen Verhaltens

Angst zeigt sich auf vier Ebenen des Verhaltens

Das Verhalten von Menschen mit einer Generalisierten Angststörung umfasst vier Komponenten mit typischen Merkmalen:
1. *Emotionale Komponente.* Die Ängste bestehen aus unterschiedlichen Arten:
   - *Angst als primäre Emotion,* das heißt als Grundbefindlichkeit menschlichen Seins bei Erwartung einer ungewissen Bedrohung in der Gegenwart (bei einer spezifischen Bedrohung durch ein unmittelbar bevorstehendes Ereignis spricht man dagegen von Furcht) – ähnlich wie Wut, Trauer, Ekel oder Freude spontane emotionale Reaktionen auf bestimmte Lebenssituationen darstellen,
   - *Angst als eine in der Gegenwart völlig unangemessene (maladaptive) Emotion,* etwa als Folge von früheren schlimmen Erfahrungen, z. B. einer Vergewaltigung, die ungewollt erinnert wird, oder eines sexuellen Missbrauchs in der Kindheit, der noch gar nicht bewusst ist,
   - *Angst als sekundäre Emotion in Form der Angst vor der Angst,* das heißt als Erwartungsangst, z. B. in Bezug auf eine erlebte Panikattacke, bei der die damals erlebten Zustände des körperlichen bzw. mentalen Kontrollverlusts erinnert werden,
   - *Angst als sekundäre Emotion in Bezug auf eine andere Emotion,* das heißt als Angst vor einem anderen Gefühl, wie etwa Scham, Gefühl von Peinlichkeit, Enttäuschung, Hilflosigkeit, Schwäche, Schuldgefühle, innere Unruhe oder Unsicherheitsgefühle. Menschen mit einer Generalisierten Angststörung haben oft mehr Angst vor ihrer Innenwelt und ihren Gefühlen als vor Situationen in der Außenwelt.
2. *Kognitive Komponente.* Typisch sind bestimmte Formen des Denkens, die Angst machend oder zumindest verstärkend wirken:

- *Sorgen in Form von »Was wäre, wenn ...?«-Überlegungen* in Verbindung mit der Unfähigkeit, ein gewisses Ausmaß an Unsicherheit als normal tolerieren zu können,
- *ungünstige oder sogar schädliche Denkmuster*, z. B. Restrisikofixierung, perfektionistisches Anspruchsniveau, übersteigertes Verantwortungsbewusstsein, erhöhtes Kontrollbedürfnis oder negative Überzeugungen in Bezug auf die Sorgen, wie später noch ausführlich dargestellt wird.
3. *Körperliche Komponente.* Je nach Person dominieren unterschiedliche Symptome, wie etwa muskuläre Verspannung, Herz-Kreislauf-Symptome, Magen-Darm-Probleme, Atembeschwerden oder Schwindel. Typisch sind folgende Fehlregulationen:
- *Überaktivität des Zentralnervensystems* mit der Folge von Schlafstörungen, chronischer Muskelverspannung und erhöhter innerer Unruhe,
- *Störungen des vegetativen Nervensystems* in Form eines übersteuerten sympathischen Nervensystems und eines zu wenig steuernden parasympathischen Nervensystems, was heißt, dass die sogenannte »Vagus-Bremse« nicht richtig funktioniert. Als Folge davon besteht nachweislich eine *verminderte Herzratenvariabilität*, das heißt, der Puls bleibt auch ohne Bewegung dauerhaft erhöht. Das Herz läuft somit selbst im körperlichen Ruhezustand auf hohen Touren, sodass es für die Betroffenen kaum Entspannung gibt. Dies weist auf die Bedeutung von Sport und Bewegung sowie auf die Notwendigkeit effektiver Entspannungstechniken hin.
4. *Verhaltenskomponente.* Das sichtbare Verhalten umfasst folgende Aspekte:
- Ruhelosigkeit, Reizbarkeit, Aufmerksamkeits- und Konzentrationsstörungen,
- zahlreiche Vermeidungsreaktionen und Sicherheitsstrategien, die der Angstverminderung und Absicherung gegenüber einem Restrisiko dienen; darauf wird später noch ausführlich eingegangen.

Die Unfähigkeit, mit Ängsten angemessen umgehen zu können

Menschen mit einer psychischen Störung können mit ursprünglich ganz normalen Emotionen nicht angemessen umgehen. Sie werden psychisch krank, wenn die Unfähigkeit zur Bewältigung von Emotionen ein bestimmtes Ausmaß und eine bestimmte Dauer überschritten hat:

- Menschen, die mit Ärger und Wut nicht adäquat umgehen können, werden *psychosomatisch krank*, wenn sie diese Emotionen unterdrücken.
- Menschen, die Verlusterlebnisse, Traurigkeit und Enttäuschungen nicht angemessen bewältigen können, entwickeln eine *Depression* als krankhafte Form von Traurigkeit, als inneres Eingefrorensein aller als negativ bewerteten Gefühle.
- Menschen, die mit emotionaler Anspannung jeglicher Art nicht zurechtkommen und als Bewältigungsstrategie bestimmte Substanzen einsetzen, entwickeln eine *Suchtkrankheit* in Form einer Alkohol- bzw. Medikamentenabhängigkeit oder einer Essstörung.
- Menschen, die mit Situationen, die sie vorschnell als unmittelbare Bedrohung erleben, nicht zurechtkommen, entwickeln eine *Phobie*.
- Menschen, die mit vielfältigen potenziellen Bedrohungssituationen in der näheren oder ferneren Zukunft nicht umgehen können, entwickeln eine *Generalisierte Angststörung*.

Haben Sie das schon einmal so sehen können? Sie unterscheiden sich von Menschen, die keine Angststörung haben, nicht unbedingt dadurch, dass Sie von Anfang an mehr Ängste haben als die Durchschnittsbevölkerung, sondern dass Sie es nicht gelernt haben, mit Ihren Ängsten und Sorgen auf gesunde Art und Weise zu leben. Nicht die Angst an sich macht Sie psychisch krank, sondern erst Ihre Unfähigkeit, mit den unangenehmen Angstgefühlen, den gedanklichen Inhalten und den körperlichen Ausdrucksformen Ihrer Angst angemessen umgehen zu können.

Unsere *größten Ängste und Sorgen* beziehen sich auf die Bedrohung unserer Grundbedürfnisse, unserer zentralen Werte und Lebensziele. Menschen ohne Angststörung nutzen ihre Ängste und Sorgen als Motor, als Kraft und Energie, um zusammen mit anderen engagiert daran zu arbeiten, dass bestimmte Bedrohungsszenarien nicht eintreten oder zumindest vermindert werden. Sie tun trotz Angst mit großem Mut und Entschlossenheit jene Dinge, die ihnen wichtig sind.

Wie verhalten Sie sich angesichts von Horrorszenarien, die Sie auf der Grundlage der täglichen Weltnachrichten gedanklich immer wieder neu entwickeln können? Wie sehr verzichten Sie aus Angst vor einer potenziellen Bedrohung in der Zukunft auf jene Chancen, die Ihr Leben in der Gegenwart bereichern und erfüllen könnten? Ihre Angst, dass in der Zukunft etwas Schlimmes passieren könnte, ist offensichtlich größer als Ihre Angst, aufgrund Ihres Vermeidungsverhaltens in der Gegenwart wichtige Dinge des Lebens zu versäumen.

Zentrale Erklärungsmodelle als Behandlungsgrundlage

Im Laufe der Zeit wurden verschiedene Erklärungsmodelle zur Entstehung einer Generalisierten Angststörung entwickelt, die jeweils unterschiedliche Gesichtspunkte betonen:
- das Konzept von Angst machenden Denkmustern,
- das Konzept von lebensgeschichtlich geprägten negativen Schemata als Grundlage für anhaltende Erwartungsängste,
- das Konzept von Sorgen als gedanklicher Vermeidung von Angst,
- das Konzept von der Unfähigkeit, Unsicherheit tolerieren zu können,
- das Konzept von der Bewertung von Sorgen als positiv oder negativ,
- das Konzept von der unzureichenden Wahrnehmung und Regulation von Emotionen,
- das Konzept von fehlender Achtsamkeit und Akzeptanz im Umgang mit Ängsten und Sorgen,
- das Konzept von Sorgen als Mittel zur Vermeidung von emotionalen Kontrasterfahrungen,
- das Konzept von Angst als primäre maladaptive Emotion bzw. als sekundäre Emotion,
- das Konzept von Angst als Reaktion auf unsichere oder konflikthafte Bindungen.

Auf der Grundlage der jeweiligen Erklärungskonzepte wurden dann auch verschiedene Behandlungsstrategien entwickelt. Im Rahmen der zunehmend integrativen Sichtweisen der verschiedenen Psychotherapiemethoden werden in der klinischen Praxis immer häufiger die Erklärungs- und Behandlungskonzepte der anderen Methoden berücksichtigt. Das gilt gleichermaßen für verhaltenstherapeutische, psychodynamische und humanistische Methoden. Dies stellt eine erfreuliche Entwicklung zum Wohl der Betroffenen dar. Im Folgenden werden die verschiedenen Erklärungsmodelle allgemeinverständlich dargestellt.

Wenn Denkmuster ängstlich machen

Bei Menschen mit Angststörungen jeder Art findet man *typische Muster der Wahrnehmung, des Denkens und Verhaltens,* die auch für die Ausprägung einer Generalisierten Angststörung relevant sind. Personen mit unterschiedlichen krankhaften Ängsten lassen sich nach den Angstexperten Aaron Beck und David Clark, zwei prominenten Vertretern der Kognitiven Verhaltenstherapie, durch folgende Merkmale charakterisieren:[6]

- Sie überschätzen die Wahrscheinlichkeit von Gefahren. Sie richten ihre ganze Aufmerksamkeit auf bedrohliche Reize und entwickeln eine selektive Wahrnehmung von potenziellen Gefahren.
- Sie vernachlässigen aufgrund ihrer erhöhten Angstbereitschaft alle Zeichen von Sicherheit, die sie beruhigen könnten, weil diese nicht zu ihrem Grundkonzept einer bedrohlichen Welt passen.
- Sie überschätzen die Bedeutung vermeintlicher Bedrohungen. Sie unterscheiden nicht zwischen verschiedenen Reizen und schätzen alle möglichen Situationen gleichermaßen bedrohlich ein.
- Sie begehen Beurteilungsfehler in Bezug auf vermeintliche Bedrohungen, soweit es die unmittelbare Nähe, die Wahrscheinlichkeit und das Ausmaß einer vermeintlichen Gefahr betrifft.
- Sie beurteilen ihre Gefühle und Symptome negativ und bedrohlich und verstärken so den Eindruck einer äußeren Bedrohung.
- Sie zeigen eine erhöhte Häufigkeit, Intensität und Dauer negativer automatischer Gedanken und Bilder von Bedrohung und Gefahr.
- Sie haben unzureichende Strategien im Umgang mit potenzieller Gefahr und können nur schwer ein Gefühl von Sicherheit aufbauen.
- Sie neigen zu Angst, weil sie sich von ihren Erinnerungen an bedrohliche Situationen, von ihren Erwartungsängsten und von ihrer Unsicherheit gegenüber unklaren Situationen steuern lassen.
- Sie können nur schwer ein Gefühl von Sicherheit entwickeln, weil sie Probleme haben, ihr Erfolgsgedächtnis im Umgang mit Angst zu aktivieren, entsprechende Erfolgserwartungen aufzubauen und unklare Situationen weniger bedrohlich wahrzunehmen.
- Sie wenden problematische Bewältigungsstrategien in Bezug auf ihre Ängste und Sorgen an, wie etwa Gedankenunterdrückung, Ablenkung oder Ersatz negativer Gedanken durch positive, und verschlimmern dadurch langfristig ihre Ängste, weil sie nicht lernen, angemessen mit ihnen umzugehen.

- Sie haben ein niedriges Selbstwertgefühl und einen geringen Selbstwirksamkeitsglauben, das heißt eine geringe Überzeugung von der Wirksamkeit ihres Handelns.
- Sie weisen negative kognitive Schemata auf, das heißt grundlegende Denkmuster, mit denen sie wie durch eine Spezialbrille auf die Welt blicken und alle möglichen gegenwärtigen und zukünftigen Situationen als bedrohlich einschätzen.

Ein Teil dieser Denkmuster läuft unbewusst ab, sodass die Betroffenen oft gar nicht erkennen, wie sie sich selbst durch die Art ihres Denkens und ihrer Wahrnehmung in Angst versetzen.

Menschen mit einer Generalisierten Angststörung haben vor allem vier Arten von negativen Annahmen, die die Grundlage für ihre ständige ängstliche Besorgtheit darstellen:[7]

1. *Übertriebenes Gefühl von Bedrohung.* Die Betroffenen befürchten, dass in naher oder ferner Zukunft das Schlimmste passieren wird oder man sich zumindest darauf vorbereiten sollte.
2. *Persönliche Hilflosigkeit.* Die Betroffenen gehen davon aus, dass sie aufgrund ihrer vermeintlichen Unfähigkeit nicht dazu in der Lage sein werden, die befürchteten negativen Ereignisse zu verhindern bzw. zu bewältigen.
3. *Intoleranz von Unsicherheit.* Die Betroffenen leiden unter der Schwierigkeit, ein Restrisiko in der Zukunft zu tolerieren, sodass sie bestrebt sind, trotz Zweifel an ihren Fähigkeiten dazu bestimmte mögliche negative Ereignisse zu verhindern oder soweit wie möglich zu reduzieren.
4. *Annahmen über den Prozess des Sich-Sorgen-Machens.* Die Betroffenen halten den Sorgenprozess für unkontrollierbar und schreiben ihren Ängsten und Sorgen sowohl positive als auch negative Folgen zu.

Die Punkte 3 und 4 werden später noch ausführlicher als zentrale Erklärungsmodelle für eine Generalisierte Angststörung dargestellt.

Robert L. Leahy – einer der renommiertesten Vertreter der Kognitiven Therapie in den USA – gibt etwas humorvoll-ironisch neun Tipps zur Entwicklung einer Generalisierten Angststörung:[8]

1. *Streben Sie absolute Sicherheit an.* Mit einem Restrisiko zu leben, würde Sie nur ständig unruhig und nervös machen.
2. *Sehen Sie überall eine mögliche Bedrohung.* Die Welt ist ein Ort ständiger Gefahren. Das erkennen Sie am besten durch ständiges »Was wäre, wenn …?«-Fragen. Setzen Sie Ihre Gedanken an Bedrohung

sofort mit der Wirklichkeit gleich, dann steigt Ihre Besorgtheit sofort ins Unermessliche an.
3. *Richten Sie Ihre ganze Aufmerksamkeit sofort auf jede potenzielle Bedrohung.* Wenn Sie es schaffen, bereits die geringste Gefahr zu identifizieren, können Sie sie leichter bis zur größten Katastrophe aufschaukeln. Danach können Sie sich immer noch mit verschiedenen wichtigen Aufgaben in Ihrem Leben beschäftigen.
4. *Versuchen Sie, jede potenzielle Gefahr sofort zu beseitigen.* Ständige Besorgtheit gibt Ihnen ein Gefühl der Kontrolle über alles, was Sie besorgt macht. Sie sind dafür verantwortlich, dass nichts Schlimmes passiert. Wenn Sie das nicht schaffen, sind Sie unfähig und schuld am eigenen Unglück und dem Ihrer Angehörigen.
5. *Reagieren Sie sofort auf Ihre ersten Gedanken und Vorstellungen von Bedrohung.* Sobald Ängste in Ihrem Kopf auftauchen, müssen Sie direkt etwas gegen Ihre Besorgtheit unternehmen. Das vermindert Ihre Unruhe und verbessert Ihr Wohlbefinden.
6. *Vermeiden Sie jede Form von emotionaler Beunruhigung.* Sie können sich sonst geistig und körperlich nicht gut entspannen.
7. *Entwickeln Sie sofort die richtige Strategie.* Sie müssen rasch wissen, was bei potenzieller Bedrohung zu tun ist. Sie dürfen dabei keinen Fehler machen, denn das könnte schlimme Folgen haben.
8. *Leben Sie ständig in der Zukunft.* Sie dürfen nicht im Hier und Jetzt leben, sondern Sie müssen sich geistig immer mit der Zukunft und möglichen Horrorszenarien beschäftigen, auch wenn Sie dann alles Schöne in der Gegenwart übersehen.
9. *Entwickeln Sie effiziente Vermeidungsstrategien.* Sie müssen alles vermeiden, was Sie in Bezug auf die Zukunft ängstlich und nervös machen könnte, auch wenn dies dazu führt, dass Sie im Moment nicht das tun können, was sinnvoll oder notwendig ist.

Hätten Sie gedacht, dass Sie nach Leahy sogar schon in Form von vier Schritten relativ leicht aus normalen Ängsten und Sorgen krankheitswertige Befürchtungen machen können? Das geht so:[9]
1. Entdecken Sie irgendeine Art von möglicher Bedrohung.
2. Machen Sie gedanklich daraus eine Katastrophe, ein Worst-Case-Szenario.
3. Kontrollieren Sie alle damit zusammenhängenden Umstände.
4. Vermeiden Sie Unwohlsein um jeden Preis.

Wenn negative Schemata Erwartungsängste begünstigen

Einschneidende negative Erfahrungen in der Kindheit und im Jugendalter führen zu bestimmten relativ stabilen Denkmustern, sogenannten *negativen Schemata*, die die Einordnung und Bewertung späterer Erlebnisse bestimmen. In diesen negativen Schemata spiegelt sich das grundlegende Denkmuster von Menschen mit Angststörungen wider: »Die Welt, die soziale Umwelt und die Zukunft sind bedrohlich. Ich bin diesen Gefahren nicht gewachsen und den Bedrohungen daher hilflos ausgeliefert.«

Viele Personen mit einer Generalisierten Angststörung haben nicht deswegen Angst vor der Zukunft, weil diese ungewiss ist, sondern weil sie eine Wiederholung sehr schmerzhafter oder auch traumatischer Erfahrungen in der Vergangenheit fürchten. Die negativen Schemata werden im späteren Leben vor allem dann aktiviert, wenn aktuelle belastende Situationen an diese emotional negativen Erfahrungen aus früherer Zeit erinnern, oder wenn die Betroffenen unter großem Stress stehen, der subjektiv schwer zu bewältigen erscheint. Kommt Ihnen das bekannt vor?

In diesen Fällen gelingt es nicht so leicht, sich von belastenden Lebenserfahrungen und schädlichen negativen Schemata zu distanzieren und die inzwischen erworbenen Fähigkeiten zu aktivieren, wie dies in Situationen möglich ist, in denen einem alle vorhandenen Ressourcen zugänglich sind. Emotional-erlebnisorientierte Bewertungen, die oft unbewusst ablaufen, sind grundsätzlich viel schwerer zu ändern als rein mit dem Verstand begründete Bewertungen.

Bei der Behandlung von Menschen mit einer Generalisierten Angststörung konnte die traditionelle Kognitive Verhaltenstherapie – anders als bei anderen Angststörungen – aufgrund der Überbetonung der kognitiven Prozesse nur der Hälfte der Betroffenen helfen. Aus diesem Grund sind mittlerweile zahlreiche Erweiterungen der Therapiekonzepte erfolgt, vor allem in Form der sogenannten *Dritten Welle der Verhaltenstherapie,* die die Aspekte von Achtsamkeit und Akzeptanz betonen, aber auch Strategien aus anderen Psychotherapiemethoden mit einbeziehen, namentlich aus den psychodynamischen Therapien und den sogenannten humanistischen Methoden, insbesondere der Gestalttherapie.

Die *Schematherapie* des Amerikaners Jeffrey Young – in Deutschland besser bekannt durch die Bücher von Eckhard Roedinger[10] – hat bestimmte *negative Schemata* herausgearbeitet, die auch die Grundlage für

die zentralen Befürchtungen bei einer Generalisierten Angststörung sind:
- Das Schema *Emotionale Vernachlässigung* liegt der Befürchtung zugrunde, von wichtigen Bezugspersonen, wie etwa den Eltern, überhaupt keine emotionale Unterstützung zu bekommen.
- Das Schema *Verlassenheit und Instabilität* begründet die Befürchtung, dass auch weitere soziale Kontakte instabil und unzuverlässig sind und daher enttäuschend sein werden.
- Das Schema *Misstrauen und Missbrauch* fördert die Befürchtung, von vertrauten Personen weiterhin ausgenutzt zu werden.
- Das Schema *Soziale Isolation* stärkt die Befürchtung, von der sozialen Umwelt ständig gedemütigt und ausgegrenzt zu werden.
- Das Schema *Unzulänglichkeit und Scham* begründet die Befürchtung, als schlecht und minderwertig angesehen und nicht geliebt zu werden.
- Das Schema *Erfolglosigkeit und Versagen* erklärt die Befürchtung, auch weiterhin nichts zu erreichen und zu versagen.
- Das Schema *Abhängigkeit und Inkompetenz* erhöht die Befürchtung, das ganze Leben lang von anderen abhängig zu sein.
- Das Schema *Verletzbarkeit und Bedrohung* festigt die ständige Befürchtung von Katastrophen und schlimmen Ereignissen.
- Das Schema *Verstrickung und unentwickeltes Selbst* erhöht die Befürchtung, niemals eine eigene Persönlichkeit zu werden und sich nicht von engen Bezugspersonen abgrenzen zu können.

Überlegen Sie einmal: Welche dieser negativen Schemata treffen auf Sie besonders zu?

Das Schemamodell wurde später durch das *Modusmodell* ergänzt, das vier mögliche funktionelle Zustände beschreibt, die als die jeweiligen Ausdrucksformen der aktivierten Schemata gelten[11] (Schemata werden nicht direkt, sondern in Form der Modi aktiviert):

1. *Kind-Modus:* Die Betroffenen erleben sich erneut in der früheren Kind-Position (z. B. verletzbar oder ärgerlich bzw. wütend).
2. *Maladaptiver Bewältigungsmodus:* Die Betroffenen wählen einen unpassenden Bewältigungsstil (z. B. gefühlsvermeidend, sich unterordnend, emotional distanziert, aggressiv, überkompensierend).
3. *Dysfunktionaler internalisierter Eltern-Modus:* Die Betroffenen verinnerlichen die unpassenden oder überzogenen elterlichen Verhaltensweisen und Bewertungen (z. B. strafend oder fordernd).

4. *Integrierter Modus:* Die Betroffenen können die einzelnen Modi in den Modus des gesunden Erwachsenen integrieren und hilfreiche Lösungsstrategien entwickeln.

Wenn innere Angst-Bilder durch Sich-Sorgen-Machen vermieden werden

Wir können uns auf zweierlei Art und Weise mit realen oder vermeintlichen Bedrohungen in der Zukunft beschäftigen: in Form von *inneren Bildern und Vorstellungen,* das heißt in visueller Weise, oder in Form von *Gedanken und Worten,* das heißt in geistig-sprachlicher Weise. Die sprachliche Verarbeitung von Angstinhalten erfolgt in der linken Gehirnhälfte, die stärker bildhafte Verarbeitung von Angstinhalten dagegen in der rechten Gehirnhälfte.

Lebhafte bildliche Vorstellungen von Bedrohung lösen sofort starke Furcht aus, die den Kampf-Flucht-Mechanismus zur Sicherung des Überlebens in Gang setzt. Die *gedankliche Beschäftigung mit Bedrohung* in Form von inneren Selbstgesprächen oder Dialogen mit anderen Menschen ist dagegen weniger Angst machend, weil die Inhalte nicht so konkret und lebhaft vergegenwärtigt werden wie bei bildhaften Vorstellungen. *Sich-Sorgen-Machen* als stärker verbale und weniger bildhafte geistige Aktivität dämpft die emotionale und körperliche Reaktion, die bei lebhaften Vorstellungsbildern sofort einsetzt. Wenn sich trotz aller mentalen Abwehr dennoch Angst machende Bilder als Folge von »Was wäre, wenn …?«-Vorstellungen aufdrängen, fühlen sich die Betroffenen gleich »panisch«, und ihre Erregung steigt bis zu Panikattacken an.

»Ein Bild sagt mehr als tausend Worte.« Deshalb vermeiden Menschen mit einer Generalisierten Angststörung jedes plastische Bild und jede intensive Vorstellung von möglicher Bedrohung und nehmen Zuflucht zu Worten und inneren Dialogen über potenzielle Gefahren. Die bloße Besorgtheit dient also nicht der Vorbereitung auf mögliche Probleme, sondern der *geistigen Vermeidung von Bedrohungsgefühlen.*

Das ist das *Grundproblem:* Viele Menschen mit einer Generalisierten Angststörung haben Schwierigkeiten, intensive Gefühlszustände zuzulassen und zu erleben und setzen daher Sorgen als stärker verbal-geistige Aktivität ein, um starke Gefühle und damit verbundene unangenehme Körperreaktionen zu vermeiden oder zu unterdrücken.

Das sind die *Folgen:* Jede Vermeidung von bildhaften Vorstellungen von Gefahr vermindert kurzfristig die körperliche und emotionale Erregung, verstärkt jedoch langfristig die Erwartungsangst, also die Angst vor der Angst, weil die Betroffenen mit ihren bildhaften Bedrohungsszenarien nicht umzugehen lernen. Es geschieht etwas, das in der Verhaltenstherapie *negative Verstärkung* genannt wird: Das Vermeidungsverhalten nimmt zukünftig noch zu, da dadurch die unangenehmen Horrorvorstellungen zumindest kurzfristig beseitigt werden.

Machen Sie sich Ihre Strategie im Umgang mit ständig wechselnden Ängsten und Sorgen bewusst: Sie vermeiden deshalb bildhafte Vorstellungen von Angstsituationen und beschäftigen sich stattdessen in rein gedanklich-sprachlicher Form mit möglichen Bedrohungen, weil Sie dann weniger mit einer Panikattacke oder einer panikähnlichen Symptomatik als Reaktion auf das Gefühl der unmittelbaren Bedrohung rechnen müssen. Es klingt paradox: Mithilfe von eher abstraktem Sich-Sorgen-Machen halten Sie Ihre stärker bildlichen Ängste in Schach, um von diesen nicht emotional und körperlich überwältigt zu werden. Haben Sie Ihr ständiges Sich-Sorgen-Machen schon einmal so gesehen?

Sie können diesen Effekt sofort nachvollziehen, wenn Sie das Gegenteil ausprobieren: Stellen Sie sich einmal eine Ihrer schlimmsten »Was wäre, wenn ...?«-Befürchtungen in bildhafter Weise so lebendig vor, als würden diese in den nächsten Minuten tatsächlich eintreten. Wie geht es Ihnen dabei, wenn Sie Ihre Angst machende Vorstellung bis zum bitteren Ende durchspielen? Jetzt wissen Sie, warum Sie bildhafte Vorstellungen vermeiden, nach dem gut gemeinten Motto, dass Sie sich doch nicht unnötig hineinsteigern möchten.

Vielleicht sind Sie selbst schon zu dieser Erkenntnis gelangt: *Sich-Sorgen-Machen ist eine sprachlich-verbale Form des Vermeidens von emotional betonten bildhaften Angstinhalten.* Eine derartige kognitive Vermeidung bewirkt nach dem amerikanischen Psychologie-Professor Thomas Borkovec eine Generalisierte Angststörung.[12] Übermäßiges Sich-Sorgen-Machen stellt bei Menschen mit einer Generalisierten Angststörung langfristig jedoch eine ähnlich unwirksame Taktik dar wie bei Personen mit einer Agoraphobie die Strategie, bestimmte reale Situationen zu vermeiden. Weniger mit den angstbesetzten Vorstellungen konfrontiert, lassen Angst und Furcht zwar bald nach, jedoch nur um den Preis zunehmender Vermeidung und anhaltender Besorgtheit. Das Springen von einem Sorgenthema zum nächsten verstärkt das Vermeidungsverhalten im Umgang mit lebhaften Bildern von Gefahr, die starke Emotionen und Körperreaktionen auslösen könnten.

Derartige Überlegungen und entsprechende Befunde haben dazu geführt, dass das amerikanische psychiatrische Diagnoseschema DSM-5 bei einer Generalisierten Angststörung die Symptome des Zentralnervensystems für charakteristisch hält, wie etwa Muskelverspannung, Konzentrationsstörungen und Schlafstörungen, während die körperlichen Symptome des sympathischen Zweigs des vegetativen Nervensystems – vor allem Herz-Kreislauf-Reaktionen und subjektive Beeinträchtigungen der Atmung – für Menschen mit Panikattacken und Phobien typisch seien, wo die Kampf-Flucht-Reaktion im Vordergrund steht.

Hätten Sie das gedacht? Sie haben durch ständiges Sich-Sorgen-Machen in Form von Selbstgesprächen anstelle von lebhaften inneren Angst-Bildern einen so großen Einfluss auf Ihren Körper, dass dadurch das vegetative Nervensystem ruhiger wird, wenngleich u.a. eine körperliche Dauerverspannung der Preis dafür ist.

Neurowissenschaftliche Befunde bestätigen diese Erkenntnisse; sie weisen darauf hin, dass bei Furcht und ängstlicher Besorgtheit unterschiedliche Gehirnareale aktiv sind. Während die rasch auftretende und bald wieder abflauende Kampf-Flucht-Reaktion vom Mandelkern im limbischen System ausgelöst wird, ist beim Sich-Sorgen-Machen als gedanklich-sprachlichem Prozess vor allem das Frontalhirn aktiv.

Das macht durchaus Sinn: Furcht sichert das körperliche Überleben bei Gefahr, Sorgen dienen dagegen der gedanklichen Vorbereitung auf Gefahren und der Bewältigung möglicher Probleme, wenn das Überleben gesichert erscheint. Sich-Sorgen-Machen soll auf geistiger Ebene einen Problemlösungsprozess anregen, der bei Menschen mit einer Generalisierten Angststörung jedoch nicht erfolgt, weil sich der Sorgenprozess als Mittel zur Emotionsabwehr verselbstständigt hat.

Als emotionsvermeidende und eher oberflächliche Strategie ermöglicht ständiges Sich-Sorgen-Machen keine tiefergehende emotionale Verarbeitung der angstbesetzten Inhalte der ständigen Besorgtheit. Gedankliches Sich-Sorgen-Machen verhindert zwar akute Ängste und vor allem auch Panikattacken, verschlechtert jedoch bei einer Generalisierten Angststörung im Laufe der Zeit die Stimmung derart, dass es zu einer *negativen Affektivität* kommt, die mit Frustration, Ärger und körperlicher Dauerverspannung einhergeht, bis hin zu anhaltenden Erschöpfungsgefühlen.

Wenn Unsicherheit in Bezug auf die Zukunft nicht toleriert werden kann

Nicht Angst, sondern Unsicherheit ist das Grundproblem

Das Grundproblem von Menschen mit einer Generalisierten Angststörung ist nicht primär Angst, sondern vielmehr das *unerträgliche Gefühl von Unsicherheit in Bezug auf die Zukunft*, die ein anhaltendes Sich-Sorgen-Machen bewirkt. Das hat eine Gruppe kanadischer Psychologinnen und Psychologen überzeugend nachgewiesen.[13] Angst ist erst die Folge der erhöhten Besorgtheit. Die Betroffenen können Unsicherheit nicht ertragen und stellen sich vorschnell den schlimmstmöglichen Ausgang vor, wie etwa das Versagen bei einer Prüfung, die Trennung bei Beziehungsproblemen, den Tod eines Elternteils bei altersüblichen Krankheiten, den eigenen Tod oder eine unheilbare Krankheit bei medizinisch noch ungeklärtem Gesundheitszustand, einen schweren Unfall eines Familienmitglieds bei vorübergehender Unerreichbarkeit, die soziale Ablehnung bei Kontakt mit einer neuen Gruppe, die Kündigung bei Problemen in der Firma, den Konkurs oder eine Lohnpfändung bei Schulden.

Die Betroffenen sind durchaus keine Pessimisten, wohl aber »Zweckpessimisten« in dem Sinne, dass sie mit dem Schlimmsten rechnen, um nicht überrascht zu werden, gleichzeitig insgeheim aber doch einen guten Ausgang erhoffen, um sich dann darüber umso mehr freuen zu können, ganz anders als schwer depressive Personen, die vom negativen Ergebnis überzeugt und daher ohne jede Hoffnung sind.

Das Gefühl der Unsicherheit in Bezug auf die Zukunft spielt auch bei anderen Angststörungen sowie bei weiteren psychischen Störungen, wie etwa Zwangsstörungen oder Depressionen, eine bedeutsame Rolle, jedoch anders oder nicht so ausgeprägt wie bei Menschen mit einer Generalisierten Angststörung. Zwangskranke sind sich bezüglich der Zukunft nur deswegen unsicher und fürchten das Schlimmste, weil sie glauben, in der Gegenwart oder Vergangenheit Fehler begangen zu haben, die sich zukünftig verheerend auswirken könnten. Sozialphobiker sind nur unsicher bezüglich der Reaktionen anderer Menschen, und Personen mit einer Panikstörung sind vor allem unsicher in Bezug auf ihren Körper.

Selbst die hohe Wahrscheinlichkeit, dass ein gegenwärtiges Problem oder eine in der näheren oder ferneren Zukunft mögliche Problemsituation gut zu bewältigen sein wird, bietet keine Garantie dafür, dass dies auch tatsächlich so sein wird. Bei 95 Prozent Erfolgswahrscheinlichkeit bleiben immerhin noch 5 Prozent Restrisiko eines Misserfolgs bestehen.

Genau das halten Menschen mit einer Generalisierten Angststörung nicht aus!

Jede Unsicherheit bereitet ihnen so großen Stress, dass sie um jeden Preis vermieden werden muss – so gut wie möglich durch Perfektionismus oder durch optimale Minimierung des Restrisikos. Angestrebt werden 100 Prozent Sicherheit, die es natürlich nie geben kann. Genau dies ist der Grund, warum rationale Überlegungen und Überzeugungsversuche, dass das Restrisiko vernachlässigbar gering ist oder nur einmal in einer Million von Fällen ein großer Schaden entstehen kann, nicht beruhigend wirken. Es zählt nicht die Statistik, sondern der Einzelfall, schließlich könnte man selbst oder geliebte Angehörige durch ein schlimmes Ereignis das Leben verlieren oder erheblichen Schaden erleiden.

Die Unfähigkeit, Unsicherheit bezüglich der Zukunft ertragen zu können, ist die zentrale Ursache für das ständige *Sich-Sorgen-Machen*, das zu einer Generalisierten Angststörung führt. Die Ängste und Sorgen werden durch drei Arten von unsicheren Situationen in der Zukunft ausgelöst:[14]

1. *Unvorhersagbare Situationen:* Trotz guter Vorbereitung auf bestimmte Situationen kann der Ausgang nicht vorhergesagt werden, etwa bei einer Prüfung, einer Bewerbung oder einer Reise.
2. *Neue Situationen:* Übergänge in einen neuen Lebensabschnitt können beunruhigend wirken, obwohl sie unausweichlich oder sogar gewünscht sind, etwa ein Schulwechsel, ein Umzug, der Berufseintritt, die Heirat, die Familiengründung oder die Berentung.
3. *Unklare Situationen:* Es wirkt besorgniserregend, wenn man vorher nicht genau weiß, ob man eine zukünftige Situation positiv, negativ oder neutral erleben wird.

Die *Unfähigkeit, Unsicherheit zu ertragen,* wirkt sich auf der Ebene des Denkens, Fühlens und Verhaltens so belastend aus, dass die Betroffenen alles nur Mögliche unternehmen, um den Zustand der Unsicherheit zu reduzieren. Die gewählten Strategien verschlimmern jedoch langfristig das Problem, weil es wie gesagt keine absolute Sicherheit in Bezug auf die Zukunft gibt. Je mehr durch ständige »Was wäre, wenn ...?«-Fragen potenzielle Bedrohungen vorweg beseitigt werden sollen, desto mehr schaukelt sich der Teufelskreis von Unsicherheit, Sorgen, Angst und körperlicher Anspannung auf. Umgekehrt gilt: Je besser die Betroffenen mit Unsicherheit und Restrisiko umgehen können, desto schneller nimmt die ständige krankheitswertige Besorgtheit ab.

Sicherheitsstrategien im Umgang mit Unsicherheit
Die Vergegenwärtigung der größten Ängste und Sorgen, die hinter ständigen »Was wäre, wenn …?«-Fragen stehen, bereitet massives Unbehagen. Die Betroffenen haben daher bestimmte Sicherheitsstrategien entwickelt, die in unsicheren Situationen kurzfristig eine gewisse Erleichterung bringen, das Grundproblem der anhaltenden Besorgtheit langfristig jedoch nicht lösen, sondern nur noch schlimmer machen und die Ausprägung einer Generalisierten Angststörung verstärken:
- Unterdrückung der beunruhigenden Gedanken,
- Ersetzen der Sorgen durch positive oder neutrale Gedanken,
- Ablenkung, um die Sorgen zu unterbrechen,
- Vermeidung von Situationen, die sorgenvolle Gedanken auslösen könnten.

Negative Problemorientierung als Folge der Restrisikofixierung
Die Unfähigkeit, Unsicherheit in Bezug auf die Zukunft zu ertragen, führt nicht nur zu einer anhaltenden ängstlichen Besorgtheit, sondern angesichts von realen oder möglichen Problemen auch zu einer negativen Problemorientierung. Die Unsicherheit und die ängstliche Besorgtheit sind umso größer, je mehr die Betroffenen im Sinne eines geringen Selbstwirksamkeitsglaubens davon überzeugt sind, auftretende Probleme nicht angemessen bewältigen zu können und bestimmten Horrorszenarien hilflos ausgeliefert zu sein.

Ängste und Sorgen sind dann konstruktiv, wenn sie der Vorbereitung auf mögliche Probleme dienen. Chronische Ängste und Sorgen ohne zielgerichtete Handlungen stellen dagegen ineffektive Problemlösungsstrategien dar.

Es gibt *zwei Grundformen von Sorgen*, die unterschiedliche Bewältigungsstrategien erfordern:[15]
1. *produktive Sorgen* über reale, demnächst wahrscheinliche oder zumindest in der nächsten Zeit mögliche Probleme, die durch konkrete Strategien lösbar sind, wie sie bei Schritt 4 in Teil 3 dieses Buches (Problemlösungstraining) näher besprochen werden,
2. *unproduktive Sorgen* über unrealistische, sehr unwahrscheinliche Probleme, angesichts derer man gegenwärtig überhaupt nichts tun kann, sodass die Strategien von Schritt 5 (Sorgen-Konfrontation) und Schritt 6 (Achtsamkeit und Akzeptanz) angezeigt erscheinen.

Die meisten Menschen mit einer Generalisierten Angststörung verfügen durchaus über ausreichende Problemlösungsfähigkeiten angesichts von realen oder demnächst möglichen Problemen, für die es eine konkrete Lösung geben kann. Sie sind aufgrund ihrer Kompetenzen grundsätzlich in der Lage, anstehende Probleme effektiv zu lösen, machen sich jedoch schon vorher durch ihre Fixierung auf ein Restrisiko nach dem Motto »Was wäre, wenn ...?« übertriebene Sorgen und bezweifeln ihre Kompetenzen. Das geringe Vertrauen in die eigene Person und in die vorhandenen Problemlösungsfähigkeiten hängt eng mit einer *negativen Problemfixierung* zusammen, nach dem Motto: »Was wäre, wenn ich das doch nicht oder jedenfalls nicht gut genug schaffen würde?«

Die Fixierung auf ein Restrisiko zeigt sich bei manchen Menschen mit einer Generalisierten Angststörung bereits bei produktiven Sorgen in Bezug auf reale oder zumindest mögliche Probleme, bei den meisten Betroffenen jedoch erst bei unproduktiven Sorgen über unwahrscheinliche Probleme, die in der Realität kaum oder zumindest nicht in absehbarer Zeit auftreten werden. Diese Ängste und Sorgen – etwa in Bezug auf einen Flugzeugabsturz, einen Überfall, den Tod eines gesunden Kindes oder die Kündigung in einer sicheren Arbeitsposition – lassen sich nur verstehen, wenn man die ganz normalen Wünsche und Sehnsüchte hinter den jeweiligen Befürchtungen herausfindet.

Unsere Ängste und Sorgen drehen sich um die Bedrohung unserer Grundbedürfnisse in der Zukunft: körperliches Wohlbefinden, materielle Absicherung, Bindung und Geborgenheit, Selbstwerterhöhung und Leistungsfähigkeit, Kontrolle und Selbstbestimmung. Je weniger wir uns gegen die Bedrohung dieser Grundbedürfnisse durch konkrete Handlungen absichern können, desto mehr neigen wir als Ersatzhandlung zu ständiger ängstlicher Besorgtheit.

Wenn Ängste und Sich-Sorgen-Machen als positiv oder negativ bewertet werden

Eine Generalisierte Angststörung entsteht nicht einfach durch bestimmte Gedanken und Sorgen, sondern vielmehr durch die Art und Weise, wie die Betroffenen darauf reagieren und damit umgehen. Menschen mit und ohne Generalisierter Angststörung unterscheiden sich kaum hinsichtlich der *Art* der Sorgen, wohl aber hinsichtlich ihrer *Einstellung* gegenüber ihren Sorgen. Angstkrank machen nicht die Sorgen an sich, sondern vielmehr die *Gedanken über die sorgenvollen Gedanken* (sogenannte *Metakognitionen*). Menschen mit einer Generalisierten Angststörung haben positive und negative Metakognitionen, wie der englische Psychologie-Professor Adrian Wells[16] überzeugend dargelegt hat.

Positive Metakognitionen schreiben dem Sich-Sorgen-Machen positive Funktionen zu, *negative Metakognitionen* drücken die Angst vor negativen körperlichen und psychischen Folgen des Sich-Sorgens aus. Die Betroffenen befinden sich in einem krankmachenden Dilemma: Einerseits halten sie ihre übermäßige ängstliche Besorgtheit für sinnvoll und zweckmäßig, andererseits leiden sie sehr darunter, bis hin zur Befürchtung, dass sie gerade durch ihr ständiges Sich-Sorgen körperlich oder psychisch einmal schwer krank werden könnten.

Wenn Ängste und Sich-Sorgen-Machen positiv bewertet werden (positive Metakognitionen)

Eine positive Bewertung von Sich-Sorgen-Machen kommt auch bei Gesunden und anderen Angstkranken vor, viel ausgeprägter jedoch bei Menschen mit einer Generalisierten Angststörung. Typisch sind nach einer Gruppe kanadischer Psychologinnen und Psychologen[17] folgende fünf positive Überzeugungen oder Glaubenssätze:

1. »*Sich Sorgen zu machen, ist ein positiver Persönlichkeitszug.*« Sich-Sorgen-Machen drückt aus, dass man ein aufmerksamer, verantwortungsbewusster, einfühlsamer, fürsorglicher und liebevoller Mensch ist, dem das Wohl der sozialen Umwelt und die erfolgreiche Bewältigung der anstehenden Aufgaben sehr wichtig ist. Ständige Ängste und Sorgen um das Befinden von Familienangehörigen, um berufliche Angelegenheiten oder um das weitere Schicksal des ganzen Landes machen deutlich, dass man an der sozialen Umwelt sehr interessiert ist und Verantwortung für das Wohlergehen der anderen übernehmen möchte. Wenn man sich um etwas Sorgen macht, fühlt man sich auch stärker dafür verantwortlich, möglichen Schaden abzuwenden, als ein anderer Mensch, der aufgrund seiner Persönlichkeit überhaupt nicht an derartige Gefahren denkt. Wer sich ständig sorgt, ist also ein besonders verantwortungsbewusster Mitmensch, glauben ängstlich besorgte Menschen.

2. »*Sich Sorgen zu machen, ist hilfreich bei der Bewältigung von Problemen.*« Ängste und Sorgen ermöglichen nach Meinung der Betroffenen deswegen eine bessere Problembewältigung, weil man sich dann intensiver auf bestimmte Aufgaben und Situationen vorbereitet. Man nimmt alle möglichen Schwierigkeiten geistig vorweg und kann sie besser und schneller bewältigen, als wenn man plötzlich davon überrascht würde. Durch eine erhöhte Besorgtheit kann man unnötige

Fehler eher vermeiden als durch das Vertrauen, dass alles schon irgendwie gut gehen wird.
3. »*Sich Sorgen zu machen, erhöht die Motivation zum Handeln.*« Ängste und Sorgen drücken aus Sicht von Menschen mit einer Generalisierten Angststörung aus, dass man eine Sache sehr wichtig nimmt und daher eher aktiv wird, als wenn man unbekümmert der Zukunft entgegenblickt. Weil man sich um seine Gesundheit, den schulischen oder beruflichen Erfolg große Sorgen macht, ist man entschlossener dazu bereit, alles nur Mögliche zu unternehmen, dass sich der gewünschte Erfolg tatsächlich einstellt. Ohne Ängste und Sorgen um das, was einem wichtig ist, würde man sich nicht so schnell aufraffen, das Nötige zu tun, sondern man würde seiner Trägheit nachgeben.
4. »*Sich Sorgen zu machen, bewahrt vor negativen Gefühlen und Reaktionen.*« Sich-Sorgen-Machen stellt eine gute Vorbereitung auf mögliche Enttäuschungen und Katastrophen dar, so glauben die Betroffenen. Situationen, in denen man mit Angst, Traurigkeit, Enttäuschung, Ärger oder Schuldgefühlen konfrontiert wird, sind besser zu bewältigen, wenn man sie bereits geistig vorwegnimmt, weil man sich dann langsam darauf einstellen kann. Das schlimme Ereignis eines Todesfalls in der Familie, einer schweren Erkrankung oder der Kündigung kann man emotional leichter verarbeiten, wenn man sich schon längst vor dessen Eintritt immer wieder damit beschäftigt. Eine derartige Einstellung vermindert auch das Schuldgefühl, dass etwas passiert ist, mit dem man vorher nicht gerechnet hat, das man aber hätte ahnen können oder sogar wissen müssen.
5. »*Sich Sorgen zu machen, kann negative Ereignisse verhindern.*« Ängste und Sorgen machen ein schlimmes Ereignis weniger wahrscheinlich, so die subjektive Erfahrung vieler ängstlich besorgter Menschen. Sie finden, es rechtfertigt den Preis der ständigen Angst und Sorge, wenn eine Sache deswegen gut ausgeht. Jeder Erfolg wird der vorherigen großen ängstlichen Besorgtheit zugeschrieben, sodass das weitere Sich-Sorgen-Machen positiv verstärkt wird. Wir kennen das bis zu einem gewissen Grad alle: Je wichtiger uns ein bestimmter Erfolg oder ein freudiges Ereignis in der Zukunft ist, desto mehr Sorgen machen wir uns vorher, dass das Gegenteil passieren könnte, als wäre dies der Preis dafür, dass der Erfolg auch tatsächlich eintritt und wir ihn genießen dürfen. Das ist die Grundstruktur eines derartigen Denkens: Schlechte Dinge geschehen, weil wir uns nicht genug Sorgen gemacht haben, gute Dinge geschehen, weil wir uns große Sorgen gemacht haben. Wir neigen zu abergläubischem, magischem Denken,

wenn wir keinerlei Einfluss auf die Entwicklung der Dinge in der Zukunft haben. Übrigens: Sorgen Sie sich gerade dann am meisten, wenn es Ihnen gut geht? Das ist Magie pur!

Welche dieser fünf Glaubenssätze treffen auf Sie zu? Hätten Sie gedacht, dass Ihr ständiges Sich-Sorgen-Machen eine derart positive Bedeutung für Sie haben kann? Vielen Menschen mit einer Generalisierten Angststörung ist oft gar nicht bewusst, dass sie ihren Ängsten und Sorgen positive Funktionen zuschreiben, und wenn, dann stehen sie bewusst dazu, nicht selten mit folgenden Begründungen: »Lieber das Schlechte annehmen, um nichts zu beschreien«, »Nur nicht zu positiv denken, sonst könnte man leicht enttäuscht werden«, »Lieber mit dem Negativen rechnen, dann ist die Freude über das Positive umso größer.«

Wenn Sie weiterhin unerschütterlich an den positiven Seiten des Sich-Sorgen-Machens festhalten, werden Sie Ihre ängstliche Besorgtheit kaum ändern können, auch wenn diese zu einer zunehmenden Belastung für Sie wird. Zur leichteren Änderung Ihrer Denkmuster sollten Sie auf den Preis schauen, den Sie für derartige Überzeugungen zahlen müssen, wie etwa ständige körperliche Anspannung bis hin zu Erschöpfungsgefühlen, schweren Schlafstörungen oder erheblichen Konzentrationsstörungen. Ängste und Sorgen können durchaus hilfreich sein, ein mögliches Problem zu lösen oder eine Gefahr abzuwenden, jedoch nur dann, wenn sie zu zielorientiertem Handeln führen und nicht in der Sackgasse der unproduktiven Sorgenspirale stecken bleiben.

Wenn Ängste und Sich-Sorgen-Machen negativ bewertet werden (negative Metakognitionen)
Eine Generalisierte Angststörung entwickelt sich vor allem dann, wenn die Betroffenen sich *Sorgen über ihre Ängste und Sorgen machen*, das heißt, wenn sie ihre Ängste in zweifacher Weise negativ bewerten: durch Sorgen um deren Unkontrollierbarkeit sowie durch Sorgen um deren Schädlichkeit für die Gesundheit. Die gefürchtete negative Funktion von Angst und Besorgtheit ist für die Entstehung einer Generalisierten Angststörung bedeutsamer als die zugeschriebene positive Funktion.
Negative Überzeugungen hinsichtlich der Unkontrollierbarkeit der Ängste und Sorgen zeigen sich in folgenden Überzeugungen:
- »Ich habe keine Kontrolle über meine ständigen Ängste und Sorgen.«
- »Wenn ich mit dem Sorgenmachen anfange, kann ich nicht mehr damit aufhören.«
- »Mir wachsen meine Ängste und Sorgen über den Kopf.«

Negative Überzeugungen bezüglich der Schädlichkeit der Ängste und Sorgen drücken sich in folgenden Überzeugungen aus:
- »Diese ständigen Ängste und Sorgen bringen mich noch um den Verstand.«
- »Die andauernden Ängste und Sorgen werden mich für immer psychisch schwer krankmachen.«
- »Die ständigen Ängste und Sorgen werden meinen Körper schädigen.«
- »Wenn ich meine Ängste und Sorgen nicht unter Kontrolle bekomme, werden mich meine Angehörigen nicht mehr aushalten und ablehnen.«

Als Folge der großen Besorgtheit über die subjektiv unkontrollierbaren und vermeintlich krankmachenden Ängste und Sorgen entwickeln die Betroffenen ungünstige Bewältigungsstrategien, die den Weg in Richtung Generalisierte Angststörung verstärken, weil sie Selbstkontrolle und Vertrauen in die Wirksamkeit des eigenen Handelns untergraben. Zu diesen ungünstigen Bewältigungsstrategien zählen: Rückversicherung bei Angehörigen oder im Internet, Ablenkungstechniken, Vermeidungsverhalten, Unterdrückung von Gedanken als Auslöser der Ängste und Sorgen, verzweifelte Kontrollbemühungen hinsichtlich der Ängste, Linderung der Ängste und Sorgen durch Substanzen (Alkohol oder Beruhigungsmittel).

Bedenken Sie: Je mehr Sie weiterhin von den positiven Funktionen Ihres ständigen Sich-Sorgen-Machens überzeugt sind, desto mehr verstärken Sie Ihre Ängste, sodass Sie immer mehr Anlass dafür haben, über die negativen Folgen Ihrer ständigen Ängste und Sorgen besorgt zu sein. Sie können Ihre Neigung zu ständiger Besorgtheit vermutlich auch gar nicht so einfach aufgeben, schließlich wären Sie dann nach Ihren derzeitigen Einstellungen vielleicht ein weniger wertvoller Mensch, mit weniger Problemlösungskapazität, mit geringerer Motivationsbereitschaft, mit größerer emotionaler Verletzbarkeit durch negative Überraschungen und mit größerer Wahrscheinlichkeit von Misserfolgserlebnissen. Könnten diese Vermutungen in gewisser Weise auf Sie zutreffen?

Wenn Ängste und Sorgen über zukünftige Probleme anstatt die momentane Situation im Mittelpunkt der Aufmerksamkeit stehen
Positive und negative Metakognitionen führen zu einer *erhöhten Selbstaufmerksamkeit* und in der Folge davon zu einer gestörten Aufmerksamkeitsleistung in Bezug auf die aktuelle Situation. Die Betroffenen be-

schäftigen sich ständig mit irgendwelchen Bedrohungsszenarien, »Was wäre, wenn ...?«-Fragen und allen möglichen schädlichen Bewältigungsstrategien, wie etwa Gedankenunterdrückung oder Vermeidungsverhalten, anstatt sich mit allen Sinnesorganen auf äußere Reize und die reale Umwelt einzulassen.

Menschen mit einer Generalisierten Angststörung versetzen sich nach Adrian Wells[18] in den *Objektmodus*, als würden sie alle inneren Erlebnisse gerade äußerlich real mit allen Sinnen erleben. Sie betrachten ihre Gedanken, Grundannahmen und Vorstellungen nicht als innere Ereignisse, sondern erleben sie wie Erfahrungen in der realen Welt. Die Betroffenen sehen ihre Gedanken und inneren Bilder als Tatsachen an. Sie reagieren als Folge der *Gleichsetzung von Vorstellung und Realität* vorschnell mit einem Kampf-Flucht-Verhalten, vor allem mit bestimmten Vermeidungsstrategien.

Den Betroffenen fällt es sehr schwer, gleichsam einen Schritt zurückzutreten, eine sogenannte *metakognitive Haltung* einzunehmen und die innere Welt von der äußeren Welt zu unterscheiden. Es gelingt ihnen nicht, eine sogenannte *losgelöste Achtsamkeit* zu entwickeln, das heißt, Gedanken, Überzeugungen und Vorstellungen einerseits ohne Verdrängung bewusst wahrzunehmen und andererseits sich von ihnen zu lösen, ohne gleichzeitig darauf zu reagieren. Sie können nicht so leicht wie andere Menschen zum passiven Beobachter ihrer Gedanken und Vorstellungen werden und *durch den Beobachterstatus auf Distanz zu ihren Ängsten und Sorgen gehen*. Auch wenn sie es vom Verstand her wissen und mit ihrer ganzen Willenskraft umsetzen möchten, haben sie in konkreten Situationen immer wieder große Probleme damit, die Beobachterperspektive einzunehmen und Gedanken als reine Gedanken und Bilder als reine Bilder wahrzunehmen.

Eine derartige Distanzierung wird zusätzlich erschwert durch den Umstand, dass die Betroffenen von ihren körperlichen Angstsymptomen auf eine äußere Bedrohung schließen, nach dem Motto: »Wenn ich körperlich so angespannt bin, muss eine äußere Gefahr bestehen.« Solche Schlussfolgerungen nennt man *emotionale Beweisführung*.

Wenn Gefühle nicht wahrgenommen und erlebt werden

Emotionale Störungen sind Störungen der *Emotionsbewältigung*. Menschen mit einer Generalisierten Angststörung haben große Probleme im Umgang mit Emotionen, wie verschiedene amerikanische Verhaltenstherapeuten und Verhaltenstherapeutinnen (z. B. Leahy, Mennin, Newman) belegt haben. Sie zeigen *Defizite in der Emotionsregulation.* Das Spektrum reicht von fehlender Kontrolle bis zu übermäßiger Kontrolle von Gefühlen.

Den Betroffenen fällt es schwer, Gefühle von Angst angemessen zu erleben und zu bewältigen. Sie neigen dazu, ihre Angst zu verdrängen, zu überspielen, durch andere Zustände zu ersetzen oder in unkontrollierter Form zu erleben, in seltenen Fällen bis hin zu Panikattacken. Ständiges Sich-Sorgen-Machen stellt eine ineffiziente Bewältigungsstrategie dar, die Gefühle von Angst zu intellektualisieren und zu rationalisieren, indem sie auf äußere, gedanklich produzierte Bedrohungsszenarien bezogen werden.

Sich-Sorgen-Machen ist nur eine von verschiedenen Varianten, wie Menschen mit einer Generalisierten Angststörung ihre Überflutung durch Angst zu bewältigen versuchen. Die Einnahme von Beruhigungsmitteln, der Konsum von Alkohol, die Stimulierung durch externe Reize als ständiger Kick und Ablenkungsstrategie von störenden Emotionen oder die Somatisierung in Form von zahlreichen körperlichen Beschwerden wie Schwindel, chronischer muskulärer Verspannung und Erschöpfungsgefühlen sind weitere Zeichen von ineffektiver Emotionsregulation.

Menschen mit einer Generalisierten Angststörung neigen von ihrer Persönlichkeit her zu *erhöhter Sensibilität und Emotionalität,* sie können jedoch nicht richtig damit umgehen. Sie sind emotional viel schneller, stärker und intensiver ansprechbar als andere Menschen, was sie einerseits sehr liebenswert macht, andererseits aber auch zu einer großen Belastung für andere Menschen werden lässt. Sie fühlen sich ihrer Angst ausgeliefert und können diese nicht differenziert wahrnehmen, akzeptieren, verstehen, in Worte fassen und ausdrücken.

Menschen mit einer Generalisierten Angststörung sind »nur« *emotional verwirrt,* fürchten aber oft, sie könnten bald *geistig verwirrt* werden oder es bereits sein. Sie haben Angst, die Kontrolle über ihre intensiven Emotionen zu verlieren und präsentieren sich Fachleuten nicht selten so, als wären sie Menschen mit einer Panikstörung. Statt wohlüberlegt reagieren sie oft »nervös« und »panisch«. Früher wurde ihr Verhalten auch abwertend als »hysterisch« bezeichnet.

Personen mit generalisierten Ängsten haben nicht nur Schwierigkeiten, ihre Angst angemessen wahrzunehmen, zu erleben und zu bewältigen, sondern können auch die fünf anderen Grundemotionen nicht angemessen spüren und verarbeiten: Wut, Traurigkeit, Ekel, Freude und

Überraschung. Selbst Freude oder Vorfreude kann nicht intensiv gefühlt werden, weil ja bald darauf etwas Schlimmes passieren könnte. Eine positive Überraschung wird leicht als unangenehmes Erschreckt-Werden erlebt, denn alles Neue macht vorerst einmal Angst. Alle intensiven Gefühle werden als unangenehm empfunden und bewirken mehr oder weniger Angst.

Ihre wahren Gefühle oder Wünsche sind den Betroffenen oft selbst nicht bewusst und werden nach außen hin für andere Menschen auch gar nicht sichtbar, sondern stehen im Hintergrund von rationalen Überlegungen, negativer Affektivität wie Gereiztheit, spontan-impulsiven Handlungen oder psychosomatischen Beschwerden.

Unter *hohem emotionalen Stress* fällt es vielen Betroffenen sehr schwer, geplant und zielorientiert zu handeln, weshalb sie oft hektisch wirken. Schließlich schaffen sie aber doch alle Aufgabenstellungen mindestens so gut oder sogar noch besser als andere Menschen.

Gefühle sind nicht nur Signale an die eigene Person über das innere Wohlbefinden, sondern auch an die soziale Umwelt. Wenn die Betroffenen ihre Gefühle nicht klar wahrnehmen und äußern können, fällt es ihren Mitmenschen auch schwer, ihre Wünsche hinter ihren ständigen Ängsten und Sorgen zu erkennen, sodass Probleme in den engsten sozialen Beziehungen eher die Regel als die Ausnahme sind.

Zusammengefasst zeigen Menschen mit einer Generalisierten Angststörung *vier typische Reaktionsmuster* in Bezug auf Gefühle, die durch ein verhaltenstherapeutisch orientiertes *emotionales Kompetenztrainingsprogramm* verändert werden sollen:

1. *Emotionale Übererregbarkeit:* Sie erleben oft stärkere Gefühle als andere Menschen, vor allem im negativen Bereich.
2. *Geringes Verständnis für Emotionen:* Sie können ihre Gefühle nur schwer beschreiben, nicht präzise benennen und daraus keine nützlichen Informationen über sich selbst gewinnen.
3. *Negative Einstellungen gegenüber Emotionen:* Sie möchten ihre Gefühle gar nicht haben und erleben sie sogar als bedrohlich.
4. *Unangemessene Strategien zur Emotionsregulation:* Sie setzen Methoden ein, die ihre Befindlichkeit verschlimmern.

Wenn es um Kontrolle statt um Achtsamkeit und Akzeptanz geht

Zur Erklärung und Behandlung von Angststörungen gewinnen seit den 1980er-Jahren zunehmend theoretische und therapeutische Konzepte an Bedeutung, die aus der fernöstlichen Welt stammen. Sie lassen sich unter dem Begriff eines »säkularisierten Buddhismus« zusammenfassen und werden in Form der sogenannten *achtsamkeitsbasierten Stressbewältigung* als Behandlungsmethode angeboten.

Achtsamkeit ist ein Begriff aus der buddhistischen Meditation und stellt eine besondere Form der Aufmerksamkeitslenkung dar. Die Aufmerksamkeit ist dabei nicht wertend auf das bewusste Erleben des aktuellen Augenblicks gerichtet. Die Grundhaltung der Achtsamkeit ist damit das genaue Gegenteil von Ängsten und Sorgen, die ständig um die Zukunft und mögliche Bedrohungen kreisen.

Nach Auffassung der neueren psychotherapeutischen Achtsamkeitskonzepte entsteht krankhaftes menschliches Leid nicht durch den ganz normalen seelischen oder körperlichen Schmerz angesichts unangenehmer seelischer Zustände wie Angst, Traurigkeit, Ärger oder körperlicher Symptome wie Kopf-, Brust- oder Rückenschmerzen, sondern durch die problematische Art und Weise, wie wir mit diesen unangenehmen und schmerzvollen Zuständen umgehen, vor allem durch die Strategien von Vermeidung, Unterdrückung und Kontrolle unserer Gedanken, Gefühle und Körperempfindungen. Nicht die falschen Denkmuster, negativen Gefühlszustände oder körperlichen Symptome an sich sind das Grundproblem, sondern vielmehr *die falschen Problemlösungsstrategien*, die alles nur noch schlimmer machen.

Eine neuere Richtung der Verhaltenstherapie, die *Akzeptanz- und Commitmenttherapie (ACT)*, hat *sechs zentrale Aspekte* zur Entstehung und Aufrechterhaltung von psychischen Störungen herausgearbeitet, die auch für die Generalisierte Angststörung relevant sind:[19]

1. *Bewertung statt Achtsamkeit:* Menschen mit Generalisierter Angststörung neigen dazu, ihr inneres Erleben, ihre Gedanken, Gefühle und Empfindungen sowie auch die Gegenwart und die Zukunft als bedrohlich zu bewerten, sodass dadurch Angst entsteht. Sie leben geistig in der Zukunft und fantasieren alle möglichen Bedrohungsszenarien, statt achtsam im gegenwärtigen Augenblick zu leben, alle Gedanken, Gefühle und Körperempfindungen ohne Bewertung zuzulassen und auf diese Weise neue Erfahrungen mit sich selbst und der Umwelt zu machen.

2. *Kontrolle statt Akzeptanz:* Menschen mit Generalisierter Angststörung neigen zur Vermeidung emotional unangenehmer Erfahrungen und Situationen. Sie möchten alles unter Kontrolle haben, was Angst machen könnte. Kontrollstrategien sind zwar manchmal erfolgreich gegenüber der Außenwelt, jedoch nicht gegenüber Gedanken und Gefühlen. Die Betroffenen nutzen Vermeidungs- und Unterdrückungsstrategien und lernen so nicht, mit unangenehmen Gedanken, Vorstellungen, Gefühlen, Empfindungen, Ereignissen und Situationen umzugehen, sie zu akzeptieren. *Akzeptanz* ist ein wichtiger Aspekt von Achtsamkeit. Akzeptanz von Angst bedeutet, sich auf gefürchtete Situationen trotz Angst einzulassen, statt sie zu vermeiden.
3. *Verschmelzung (Fusion) von Gedanken und Realität statt Distanzierung:* Menschen mit Generalisierter Angststörung setzen ihre Gedanken und Vorstellungen mit der Realität gleich, ohne kritischen Abstand zu ihrer inneren Befindlichkeit zu haben. Sie sind eng mit ihren Gedanken und Vorstellungen verschmolzen und neigen dazu, ein gedankliches Horrorszenario als Realität zu betrachten. Sie schließen aus ihrer inneren Befindlichkeit auf entsprechende Gefahren in der Umwelt, sodass vorhandene Ängste verstärkt werden. Der Aspekt der Fusion nimmt auch in der metakognitiven Therapie von Adrian Wells eine zentrale Bedeutung ein.
4. *Verschmelzung (Gleichsetzung) von Selbstbild und Persönlichkeit statt Distanzierung:* Menschen mit Generalisierter Angststörung setzen ihr Selbstbild (z. B. »Ich bin ein ängstlicher Mensch«) mit ihrer Persönlichkeit gleich, sodass sie sich auch entsprechend ihres Selbstbildes verhalten, statt auf Abstand dazu zu gehen und völlig andere Seiten ihrer Persönlichkeit zu entdecken (z. B. »Aufgrund meiner Fähigkeiten kann ich eine Aufgabe auch trotz großer Angst erfolgreich bewältigen«).
5. *Unklarheit bezüglich zentraler Lebenswerte statt bewusste Entscheidung für bestimmte Werte:* Menschen mit Generalisierter Angststörung sind so mit ihren Ängsten, Sorgen und Problemen beschäftigt, dass sie nicht die Entscheidung für ein Leben zugunsten bestimmter Werte und daraus abgeleiteter Ziele treffen.
6. *Mangelnde Umsetzung zentraler Werte statt konsequentes Handeln auf Basis dieser Werte und der daraus abgeleiteten Ziele:* Menschen mit einer Generalisierten Angststörung möchten sich zuerst wohlfühlen, möglichst ohne Ängste und Sorgen sein, bevor sie engagiert handeln,

anstatt schon jetzt ein erfülltes Leben mit und trotz ihrer Ängste und Sorgen anzustreben.

Wenn Ängste und Sich-Sorgen-Machen zur Vermeidung von emotionalen Kontrasten dienen

Das Modell von Sich-Sorgen-Machen als Mittel zur *emotionalen Kontrastvermeidung* ist das neueste verhaltenstherapeutisch fundierte Konzept zur Erklärung einer Generalisierten Angststörung. Die amerikanische Psychologie-Professorin Michelle Newman[20] geht davon aus, dass Menschen mit generalisierten Ängsten ständiges Sich-Sorgen-Machen nicht als Strategie zur Vermeidung von Angst einsetzen, wie dies beim Modell von Borkovec[21] angenommen wird. Aus ihrer Sicht streben die Betroffenen vielmehr über den Weg ihrer ängstlichen Besorgtheit bewusst an, durch eine hohe emotionale und körperliche Aktivierung einen sehr belastenden *negativen emotionalen Kontrast* zu vermeiden. Dieser würde dann auftreten, wenn nach Phasen des Wohlbefindens oder in an sich neutralen Situationen negative Ereignisse eintreten würden, die ganz plötzlich und unerwartet hereinbrechen, ohne dass man mit ihnen gerechnet hatte. Durch das ängstliche Antizipieren der negativen Ereignisse soll dieser emotionale Kontrast vermieden werden. Entsprechend lautet das etwas magisch anmutende Motto: »Nur keine bösen Überraschungen! Freu dich nicht zu früh, bleibe lieber maximal angespannt, in ängstlicher Erwartung einer Katastrophe, dann kann es nicht mehr schlimmer werden. So ersparst du dir Enttäuschungen.«

Menschen mit einer Generalisierten Angststörung sind sehr sensibel und emotional leicht verwundbar angesichts von unerwartet auftretenden negativen Ereignissen. Sie fühlen sich durch eine anhaltend hohe emotionale und körperliche Daueranspannung viel besser auf schlimme Situationen vorbereitet als durch vorherige Zeiten von Ruhe und Entspannung, während dies bei anderen Menschen gerade umgekehrt ist. Dies wird verständlich, wenn man berücksichtigt, dass die Belastung durch ein negatives Erlebnis von der vorherigen Ausgangssituation abhängt. Schicksalsschläge werden umso einschneidender erlebt, je besser es einem vorher gegangen ist, und umso weniger schlimm, je schlechter es einem zuvor gegangen ist.

Menschen mit einer Generalisierten Angststörung haben nach Newman demnach keine Angst vor der Angst und den damit verbundenen körperlichen Beschwerden, sondern vielmehr vor der subjektiven Unfähigkeit, unerwartet eintretende schlimme Ereignisse in angemessener Weise emotional zu verarbeiten. Dies hängt oft auch mit der Lebensgeschichte der Betroffenen zusammen, die durch belastende Schwankungen in der familiären oder persönlichen Befindlichkeit charakterisiert ist, sodass sie zukünftig lieber das Negative fürchten, statt sich über Positives zu freuen, vor allem in Phasen, in denen es ihnen besser geht – als Schutz vor neuerlicher Enttäuschung, das heißt vor negativen emotionalen Kontrasten.

Mit ihrem Modell von Sich-Sorgen-Machen als Mittel zur emotionalen Kontrastvermeidung möchte Michelle Newman die anderen, bisher besprochenen Konzepte nicht ersetzen, sondern vielmehr sinnvoll ergänzen. Sie weist auf neuere Forschungsbefunde hin, dass Sich-Sorgen-Machen oft nicht zur Vermeidung von starken Emotionen wie Angst und in der Folge davon zur Beruhigung des vegetativen Nervensystems führt, sondern im Gegenteil vielmehr zur Zunahme von negativen Emotionen und psychovegetativen Symptomen. Sie ist der Frage nachgegangen, warum die Betroffenen sich so verhalten, und hat in Reaktion auf die erkannten Sachverhalte ihr Modell von Sich-Sorgen-Machen als Mittel zur emotionalen Kontrastvermeidung entwickelt.

Könnte es auch auf Sie zutreffen, dass Sie mit Ihrem ständigen Sich-Sorgen-Machen gar nicht starke Angst vermeiden möchten, sondern bewusst einen Zustand von ständiger Angst, geistiger Übererregung und anhaltender psychovegetativer Anspannung herstellen und aufrechterhalten möchten? Sehen Sie sich selbst als Adrenalin-Junkie und werden Sie auch von den anderen als ständig »unter Strom« stehend wahrgenommen? Haben Sie den Eindruck, dass Sie durch andauerndes Sich-Sorgen-Machen Ihre Gefühle besser unter Kontrolle haben als sonst und dass Ihre Befürchtungen eines negativen Ereignisses wie der Tod eines nahen Angehörigen oder eine eigene schwere Erkrankung Sie so gut darauf vorbereiten, dass Sie im Falle des Eintretens derartiger schlimmer Ereignisse gar nicht mehr so stark emotional erschüttert werden könnten, wie dies bei anderen Menschen der Fall ist?

Denken Sie darüber nach: Wenn Sie unter Ihrem Verhalten und Erleben unerträglich leiden, warum haben Sie sich noch nicht wirklich darum bemüht, diesen Zustand zu ändern, der durchaus nicht angenehm ist? Kann dies damit zusammenhängen, dass Sie sich durch Ihr ängstlich-gestresstes Leben vor bösen Überraschungen schützen, die schlimmer sein könnten als Ihre momentane Befindlichkeit? Fehlt Ihnen etwas und bekommen Sie gerade dann ein ungutes Gefühl, wenn es in Ihnen und um Sie herum ganz ruhig zugeht?

Fällt es Ihnen schwer, sich zu entspannen und bestimmte Dinge in Ruhe zu genießen? Rechnen Sie gerade in Zeiten, in denen es Ihnen gut geht, mit dem Schlimmsten? Können Sie sich vielleicht deshalb nicht freuen über das, was Sie erreicht haben, weil Sie befürchten, dass plötzlich alles Schöne durch eine unerwartete Bedrohung wieder weg sein könnte – von der Gesundheit und dem momentanen Einkommen bis hin zur partnerschaftlichen bzw. familiären Situation?

Michelle Newman hat die Kognitive Verhaltenstherapie bei Generalisierter Angststörung nicht nur durch das relativ neue Konzept der emotionalen Kontrastvermeidung erweitert, sondern seit vielen Jahren auch durch die zusätzliche Berücksichtigung emotionszentrierter und interaktioneller Konzepte.

Zusammen mit ihrem Team hat sie erkannt: Rein kognitive Therapien oder bloße Entspannungsübungen sind ungeeignete Strategien zur Beseitigung der emotionalen oder interaktionellen Probleme von Menschen mit Generalisierter Angststörung. Die Betroffenen müssen lernen, starke emotionale Reaktionen in Zusammenhang mit lebensgeschichtlichen Ereignissen anders zu bewältigen, als durch ständige ängstliche Besorgtheit als Schutz vor bösen Überraschungen.

Nach Newman geht es in der Psychotherapie darum, den Betroffenen in Form einer gestuften Konfrontationstherapie zu helfen, auf negative emotionale Kontraste vorbereitet zu sein und insgesamt besser als bisher mit ihren Gefühlen umgehen zu lernen, aber auch die häufig bestehenden interaktionellen Probleme konstruktiv zu bewältigen. Aus diesem Grund ist sie bemüht, die theoretischen und therapeutischen Konzepte weiter auszubauen und empirisch abzusichern.

Das Konzept der emotionalen Kontrastvermeidung in zwischenmenschlichen Beziehungen versteht Newman als *defensiven Bewältigungsstil* zur Vermeidung gefürchteter Probleme, wie etwa emotionaler Verletzung oder Enttäuschung durch andere Menschen, der jedoch erst recht wieder zu weiteren Problemen führt. Was fürchten Menschen mit Generalisierter Angststörung in sozialen Beziehungen? Entweder genau das, was sie schon oft schmerzvoll erlebt haben, oder das, was sie nach vielen schönen Jahren des Zusammenlebens keinesfalls erleben möchten, etwa Ablehnung, Trennung oder einen Todesfall.

Aufgrund negativer emotionaler Erfahrungen in zwischenmenschlichen Beziehungen können viele Menschen mit einer Generalisierten Angststörung ihr privates und familiäres Glück nicht genießen und sich nicht freuen an dem, was sie im Leben erreicht haben. Paradoxerweise führt gerade das Ausbleiben schlimmer Ereignisse bei ihnen zu keiner

Änderung, sondern vielmehr zu einer Festigung des defensiven Stils der emotionalen Kontrastvermeidung. In der Verhaltenstherapie spricht man hier von *negativer Verstärkung*, womit gemeint ist, dass negative Folgen für die Betroffenen ausbleiben.

Wenn krankhafte Ängste mit belastenden Emotionen aus der Vergangenheit zusammenhängen

Die *Emotionsfokussierte Therapie* (EFT) nach Leslie Greenberg[22] integriert auf der Basis der Humanistischen Therapie (Gestalttherapie, Personzentrierte Psychotherapie nach Carl Rogers) verschiedene theoretische und therapeutische Ansätze zu einem Gesamtkonzept. Als therapieschulenübergreifende Methode gewinnt sie auch in der Verhaltenstherapie immer mehr an Bedeutung, vor allem auch zur Erklärung und Behandlung einer Generalisierten Angststörung.

Greenberg unterscheidet – abgesehen von den hier nicht relevanten instrumentellen (manipulativen) Gefühlen, mit deren Hilfe andere Menschen gezielt beeinflusst werden sollen – *zwei Grundformen von Emotionen:* primäre und sekundäre Emotionen. Die Begriffe Emotionen, Affekte und Gefühle werden in der EFT gleichgesetzt.

Primäre Emotionen – spontane Reaktionen auf Situationen

Primäre Emotionen sind unsere *Erstreaktionen*, unsere unmittelbaren Reaktionen auf bestimmte Situationen. Man unterscheidet zwei Arten:

1. *Primäre adaptive (hilfreiche) Emotionen.* Es handelt sich dabei um spontane emotionale Reaktionen auf Situationen in der Gegenwart, die dazu dienen, angemessen und zielorientiert zu handeln und unsere zentralen Bedürfnisse zu erfüllen, z. B. Angst und Furcht bei einer Bedrohung, Ärger bei einer Beleidigung, Traurigkeit bei einem Verlust, Ekel bei abstoßenden Umständen, Interesse angesichts von Neuem, Freude bzw. Stolz bei Erfolg.

2. *Primäre maladaptive (nicht hilfreiche) Emotionen.* Es handelt sich dabei ebenfalls um unmittelbare emotionale Reaktionen, die in früheren Lebenssituationen durchaus normal, einfühlbar oder gar überlebenswichtig waren, in der Gegenwart jedoch nicht hilfreich sind, um mit bestimmten aktuell gegebenen Situationen gut zurechtzukommen. Sie beruhen oft auf mehr oder weniger traumatischen Lernerfahrungen, bereiten uns nicht auf angemessenes (adaptives) Handeln vor und dienen damit nicht der Erfüllung unserer zentralen

Bedürfnisse. Es werden *drei Typen maladaptiver emotionaler Schemata* als Folge schmerzhafter Lernerfahrungen und frustrierter Grundbedürfnisse unterschieden, die in zwischenmenschlichen Beziehungen in Kindheit und Jugend gemacht wurden und bei allen psychischen Störungen in unterschiedlichem Ausmaß bestehen:
- *Angst als Ausdruck von Hilflosigkeit und fehlendem Schutz.* Es besteht ein angstbasiertes Grundgefühl des Selbst als unsicher, schwach und allein nicht lebensfähig, und zwar als Reaktion auf fehlende oder unsichere Bindungen in der Kindheit. Dahinter steht das frustrierte Grundbedürfnis nach Sicherheit und Geborgenheit.
- *Traurigkeit angesichts von Einsamkeit und Verlassenheit.* Es besteht ein Grundgefühl des Selbst als einsam und unverbunden mit der sozialen Umwelt, und zwar als Reaktion auf die bittere Lebenserfahrung, von anderen nicht geliebt oder von wichtigen Bezugspersonen verlassen worden zu sein. Dahinter steht das frustrierte Grundbedürfnis nach Eingebundensein in einen emotional bedeutsamen sozialen Kontext.
- *Scham als Ausdruck fehlender Wertschätzung.* Es besteht ein schambasiertes Grundgefühl des Selbst als schlecht, defekt und nicht liebenswert, und zwar als Reaktion auf entwertende und erniedrigende Kritik in Kindheit und Jugendalter. Dahinter steht das frustrierte Grundbedürfnis nach Akzeptanz.

Sekundäre Emotionen – Reaktionen auf primäre Emotionen

Sekundäre Emotionen sind *nachträgliche* Reaktionen auf primäre (adaptive oder maladaptive) Emotionen; sie stehen bei Menschen mit psychischen Störungen im Mittelpunkt des Erlebens und machen – neben den primären maladaptiven Emotionen – die Krankheitswertigkeit aus. Sekundäre Emotionen haben die Funktion, schmerzhafte, bedrohliche oder überflutende, zugrunde liegende primäre Emotionen zu vermeiden und zu verdecken. Sie verhindern dadurch jedoch den Zugang zur Bearbeitung der primären Emotionen und damit auch ein funktionales Handeln im Dienste primärer Bedürfnisse und Ziele in bestimmten Situationen.

Man unterscheidet drei Arten von sekundären Emotionen:
1. *Emotion als sekundäre Reaktion auf eine andere Emotion:* Ausdruck von Ärger beim primären Gefühl von Angst bzw. Scham, Ausdruck von Angst beim primären Gefühl von Wut,
2. *Emotion aufgrund einer anderen Emotion:* Schuldgefühle wegen Ärger,

3. *Emotion in Reaktion auf gedankliche Prozesse:* Angst als Reaktion auf Katastrophengedanken.

Wichtig ist der Hinweis: Jede Emotion kann je nach Situation primär adaptiv bzw. maladaptiv oder sekundär sein.

Generalisierte Angststörung als Störung der Emotionsverarbeitung

Menschen mit generalisierten Ängsten haben Probleme im Umgang mit primären adaptiven Emotionen, d. h. mit den ganz normalen, überlebenswichtigen Gefühlen von Furcht, Wut, Scham oder Traurigkeit, vor allem aber auch mit primären maladaptiven Emotionen, die mit belastenden negativen Erfahrungen in der Vergangenheit zusammenhängen.

Primäre maladaptive Emotionen waren in der Kindheit völlig normal und adaptiv (z. B. Angst als Ausdruck von Hilflosigkeit als Kind in einer bestimmten Familiensituation) oder waren im Erwachsenenalter durchaus verständlich (z. B. als Todesangst im Rahmen der ersten Panikattacke), sind aber in der jetzigen Situation nicht angemessen. Die Emotion der Angst hat ihre Signalfunktion verloren und ist zu einer ständigen »Angst vor der Angst« im Sinne belastender Erwartungsängste auf dem Hintergrund lebensgeschichtlicher Erfahrungen geworden.

Sekundäre Emotionen (z. B. Angst vor Schuldgefühlen im Falle von Ärger über bestimmte Familienangehörige oder Scham angesichts einer öffentlichen Panikattacke) verhindern den Zugang zu den primären adaptiven Emotionen, sodass die wahren Bedürfnisse nicht verwirklicht und die zentralen emotionalen Probleme nicht bewältigt werden können.

Die sekundären Emotionen werden von den Betroffenen als das zentrale Grundproblem erlebt und daher als Hauptsymptomatik ihrer psychischen Störung angesehen. Die Betroffenen möchten nach eigenen Worten nur »keine Ängste und Sorgen«, »keine Angst vor Panikattacken«, »keine depressiven Stimmungsschwankungen«, »keine Scham- oder Schuldgefühle« haben, dann sei alles wieder in Ordnung.

Tatsächlich besteht ihre Gesundung im Zugang zu und in der Bewältigung von ihren primären adaptiven Emotionen, konkret in einem Handeln, das an ihren wichtigsten Grundbedürfnissen ausgerichtet ist. Auf die therapeutische Relevanz dieser Sichtweise wird bei Schritt 7 näher eingegangen.

Ähnlich wie die Schematherapie nach Young und die Psychodynamische Psychotherapie berücksichtigt die Emotionsfokussierte Therapie nicht nur in Bezug auf die Entstehung, sondern auch auf die Behandlung einer Generalisierten Angststörung die schmerzvollen Erfahrungen in der Kindheit und Jugend der Betroffenen, die zur Ausbildung *negativer emotionaler Schemata* geführt haben.

Die Emotionsfokussierte Therapie und die Schematherapie stimmen hinsichtlich folgender Annahme überein: Menschen mit einer Generalisierten Angststörung werden durch die aktuelle Lebenssituation immer wieder an schmerzvolle Erfahrungen aus der Vergangenheit erinnert und reagieren darauf in Form ihrer primären maladaptiven Emotionen. Sie tun alles, um ähnliche negative Erfahrungen wie in der Kindheit zu vermeiden und entwickeln schädliche sekundäre Emotionen, mit denen sie ihre primären adaptiven Emotionen wie Ärger und Wut unterdrücken, da diese Gefühle bedeutsame Bezugspersonen verletzen könnten, von deren Liebe und Anerkennung sie sich abhängig fühlen wie ein kleines Kind – und das, obwohl sie als Erwachsene andere Bewältigungsmöglichkeiten haben als in Kindheit und Jugendalter.

Ängste und Sich-Sorgen-Machen als ineffektive Strategien des Umgangs mit gefürchteten Situationen, die schmerzhafte Gefühle auslösen könnten

Menschen mit einer Generalisierten Angststörung können sich selbst nicht beruhigen, trösten und beschützen in Situationen, die sie in der Realität oder in der Vorstellung als bedrohlich erleben, um mehr innere Ruhe und Gelassenheit zu finden. Ihre negativen emotionalen Schemata, die sie im Umgang mit den zentralen Bezugspersonen in Kindheit und Jugend entwickelt haben, und ihr Selbstbild als schwach, unfähig, verwundbar und alleingelassen bewirken ein ständiges Gefühl des Bedrohtseins. Ohne Zugang zu ihren primären adaptiven Emotionen, die ihnen Kraft und Energie zum Handeln geben würden, verbleiben ihnen nur Ängste und Sorgen als ständige Frühwarnsymptome und ineffektive Bewältigungsstrategien, um sich vor Situationen zu schützen, die schmerzhafte Gefühle auslösen könnten.[23]

Sich-Sorgen-Machen stellt einen nicht zielführenden Versuch dar, unangenehme oder störende Emotionen zu bewältigen. Die Betroffenen richten ihre Aufmerksamkeit auf äußere Umstände und zukünftig mögliche Situationen, die in ihnen Gefühle auslösen könnten, mit denen sie schon in der Kindheit nicht umgehen konnten. Sie versuchen, die Außenwelt unter Kontrolle zu bekommen, um in ihrer Innenwelt nicht destabilisiert zu werden, das heißt, sie möchten unbedingt schmerzhafte Emotionen vermeiden, die sie nicht angemessen verarbeiten können.

Trotz ihrer Annahme, bestimmte Situationen und die dadurch ausgelösten Gefühle nicht bewältigen zu können, stellen die Betroffenen an sich den Anspruch, mit allem allein zurechtkommen zu müssen, weil sie andere Menschen nicht belasten möchten oder weil sie meinen, deren Unterstützung nicht zu verdienen. Anstelle einer angemessenen Selbstfürsorge richten Menschen mit einer Generalisierten Angststörung ihre Aufmerksamkeit übermäßig auf die Sorge um andere – ein Verhalten, das sie oft schon in der Kindheit an den Tag gelegt haben, um in letztlich überfordernder Weise das Familiensystem zu stützen. In der Erwartung, von anderen nichts zu bekommen, ist das ganze Augenmerk der Betroffenen darauf gerichtet, den anderen das zu geben, was man oft selbst nicht bekommen hat, nämlich Schutz und Fürsorge.

Wenn unsichere und konflikthafte Bindungen Ängste und Sorgen fördern

Die *Psychodynamische Psychotherapie*, eine Modifikation der Psychoanalyse, hat in Deutschland auf der Basis amerikanischer Vorbilder spezielle Erklärungsmodelle und Behandlungskonzepte in Bezug auf die Generalisierte Angststörung entwickelt, bei denen es vor allem um problematische Beziehungsmuster geht.[24]

Im Mittelpunkt einer psychodynamischen Kurzzeittherapie stehen das Erleben und Verhalten von Menschen in zwischenmenschlichen Konfliktsituationen, und zwar auf dem Hintergrund der oft *unsicheren Bindungserfahrungen* in Kindheit und Jugendalter. Jede ernsthaftere Beziehungsproblematik löst bei den Betroffenen massive Verlustängste aus. Es besteht die Grundangst, in sozialen Beziehungen nicht das zu bekommen, was man braucht, nämlich Liebe, Unterstützung, Schutz oder Anerkennung.

Aus Sicht der Psychodynamischen Psychotherapie ist bei einer Generalisierten Angststörung die Angst vor dem Verlust der sozialen Geborgenheit so bedrohlich, dass sie abgewehrt wird und die Besorgtheit schließlich um weniger ängstigende Themen des Alltagslebens kreist. Die eigentlichen Bedrohungsinhalte wirken jedoch unbewusst weiter, sodass die Betroffenen als Folge davon ungünstige oder gar schädliche soziale Beziehungsmuster eingehen, die langfristig erst recht den Bestand der Beziehung bedrohen können.

Die *zentralen Beziehungskonflikte* gehen mit Gefühlen einher, die soziale Geborgenheit sei in Gegenwart und Zukunft bedroht. Sie zeigen sich in den aktuellen zwischenmenschlichen Beziehungen, sodass primär diese und nicht die frühe Kindheit im Mittelpunkt der theoretischen und therapeutischen Konzepte stehen.

Das *Beziehungskonfliktthema* besteht aus drei Komponenten:
1. *einem Wunsch:* »Ich wünsche mir jemanden, der mir verlässlich Sicherheit und Geborgenheit gibt und der immer für mich da ist«,
2. *einer Reaktion der sozialen Umwelt* auf diesen Wunsch, mit der persönlichen Schlussfolgerung: »Die anderen sind unzuverlässig«,
3. *einer Reaktion der oder des Betroffenen* auf die Reaktionen der anderen Menschen: »Ich habe Angst, dass meinen Angehörigen etwas Schlimmes passiert und ich ohne soziale Unterstützung dastehe.« Diese Angst stellt das Grundthema der Generalisierten Angststörung dar.

Die Psychoanalyse nach Sigmund Freud hat das erste Konzept zur Erklärung von Ängsten im Sinne einer Generalisierten Angststörung entwickelt, damals noch anhand der Diagnose *Angstneurose*.[25] Nach einem frühen psychoanalytischen Modell versagen bei einer Angstneurose die Abwehrmechanismen aufgrund einer Ich-Schwäche, die sich darin zeigt, dass keinerlei Angst ertragen werden kann, nicht einmal die Angst vor der Angst.

Die mangelhafte Ich-Organisation wird auf negative Beziehungserfahrungen in der Kindheit zurückgeführt, wie etwa überfürsorgliches und traumatisierendes Verhalten der Mutter oder des Vaters, wodurch das Kind keinen adäquaten Umgang mit seinen Gefühlen und seiner Umwelt erlernen konnte.

Aus psychoanalytischer Sicht können generalisierte Ängste aufgrund der Ich-Schwäche nur unzureichend bewältigt werden und kommen in bestimmten Ängsten und Sorgen immer wieder zum Ausdruck. Die fragile Ich-Struktur bedingt, dass alltägliche Konflikte nicht angemessen gelöst werden können, sodass schon bei relativ geringen Belastungen inadäquate Ängste ausgelöst werden.

Bei den Betroffenen treten im späteren Leben immer dann akute Ängste auf, wenn äußere, ich-stützende Mechanismen infrage gestellt werden, etwa bei drohendem Verlust einer nahestehenden Bezugsperson oder bei Verlust von sozialer Anerkennung. Der Partner erfüllt oft die Rolle eines Hilfs-Ichs, muss stützende Ich-Funktionen übernehmen und so die fehlende stabile Innensteuerung ausgleichen.

Aufgrund der erlebten Unzuverlässigkeit sozialer Beziehungen in der Kindheit hat sich eine fundamentale Beziehungsstörung entwickelt, die sich dadurch auszeichnet, dass die Betroffenen kein stabiles Vertrauen in soziale Beziehungen haben, was dadurch verstärkt wird, dass sie auch nicht gelernt haben, Vertrauen zu sich selbst aufzubauen.

Aus psychoanalytischer Sicht besteht die zentrale Angst in der *Angst vor Beziehungsverlust* und damit in der Angst vor dem Verlust des eigenen Halts. Die Betroffenen suchen starke Schutzfiguren; sie sind für ihr Wohlergehen oft besonders auf die Nähe des Partners angewiesen, beklagen sich jedoch zugleich nicht selten, dass der Partner sie krank mache, abwerte oder ihre Selbstständigkeitsbestrebungen entmutige.

Tatsächliche oder auch nur vorgestellte Trennungssituationen sind die häufigsten Auslöser von unkontrollierbaren Ängsten. Hinter generalisierten Ängsten stehen nach psychoanalytischer Auffassung stets *Verlustängste* bezüglich wichtiger Bezugspersonen, ebenso bezüglich der eigenen Existenz und des eigenen Selbst, die in Form von Todesängsten ihren Ausdruck finden.

Die ständige ängstliche Besorgtheit, die zentralen Bezugspersonen zu verlieren, ist bei einer Generalisierten Angststörung nur die vordergründige Angst. Dahinter steht die Angst, sich selbst zu verlieren, sich selbst ausgeliefert zu sein in allen unberechenbaren Situationen des Lebens. Die Betroffenen fürchten nichts so sehr wie das Alleinsein mit sich selbst. Sie spüren ihre innere Leere und Haltlosigkeit und fürchten sich extrem vor diesen Erfahrungen.

Häufig verschieben sie die Urangst vor sich selbst auf ihren Körper, entwickeln dann *hypochondrische Ängste* und können wegen bestimmter körperlicher Symptome nicht allein sein. Oder sie verschieben ihre Ängste auf die Umgebung, entwickeln dann eine *Agoraphobie* und können angeblich nur wegen vermeintlicher Gefahren im Außen nicht allein das Haus verlassen bzw. nicht einmal allein in der Wohnung bleiben. Auf diese Weise verbergen die Betroffenen vor sich selbst und anderen ihre existenziellen Grundängste.

Nach der *Bindungstheorie* – in den 1950er-Jahren von namhaften Vertreterinnen und Vertretern der Psychoanalyse wie John Bowlby und Mary Ainsworth entwickelt und mittlerweile von allen Psychotherapiemethoden anerkannt – haben Menschen ein angeborenes Bedürfnis nach engen, von intensiven Gefühlen geprägten Beziehungen zu bestimmten Bezugspersonen, als Kind primär zu den Eltern oder ersatzweise auch zu nahen Verwandten wie den Großeltern. Menschen, die ohne sichere Bindungen aufwachsen mussten, werden leichter psychisch krank, vor allem auch angstkrank. Unsichere und konflikthafte Bindungen in der Kindheit, aber auch im späteren Leben begünstigen die Ausprägung einer Generalisierten Angststörung.

Die psychoanalytische Sichtweise sollte bei der Behandlung von Menschen mit einer Generalisierten Angststörung auch im Rahmen anderer Psychotherapiemethoden berücksichtigt werden, vor allem auch im Rahmen einer Verhaltenstherapie. Spätestens seit der verhaltenstherapeutisch fundierten Schematherapie nach Young ist dies mittlerweile Standard.

Teil 3
Ein Selbsthilfeprogramm in neun Schritten

Schritt 1
Problem- und Zielanalyse: Analysieren Sie Ihre Angststörung und klären Sie Ihre Ziele

Welche Merkmale der Generalisierten Angststörung treffen auf Sie zu?

Finden Sie heraus, welche Symptome einer Generalisierten Angststörung nach dem ICD-10 auf Sie zutreffen:
1. Leiden Sie seit mindestens sechs Monaten an den meisten Tagen unter starker Anspannung, Besorgnis und Befürchtungen in Bezug auf alltägliche Ereignisse und Probleme?
2. Welche der folgenden Symptome traten dabei auf? Markieren Sie sie:
- ❑ Herzrasen, Herzklopfen oder erhöhte Herzfrequenz
- ❑ Schweißausbrüche
- ❑ Zittern
- ❑ Mundtrockenheit
- ❑ Atembeschwerden
- ❑ Beklemmungsgefühl
- ❑ Schmerzen oder Missempfindungen in der Brust
- ❑ Übelkeit oder Missempfindungen im Bauchraum (z. B. Unruhegefühl im Magen)
- ❑ Gefühl von Schwindel, Unsicherheit, Schwäche oder Benommenheit
- ❑ Gefühl, dass Sie weit entfernt sind, nicht »wirklich hier« sind, »neben sich stehen« (Depersonalisation) oder die Umwelt und die Objekte unwirklich sind (Derealisation)
- ❑ Angst vor Kontrollverlust, verrückt zu werden oder »auszuflippen«
- ❑ Angst, zu sterben
- ❑ Hitzegefühle oder Kälteschauer
- ❑ Gefühllosigkeit oder Kribbelgefühle
- ❑ Muskelverspannung, akute und chronische Schmerzen
- ❑ Ruhelosigkeit und Unfähigkeit zum Entspannen
- ❑ Gefühle von Aufgedrehtsein, Nervosität und psychischer Anspannung

- ❏ Kloßgefühl im Hals oder Schluckbeschwerden
- ❏ Übertriebene Reaktionen auf kleine Überraschungen oder Erschrecktwerden
- ❏ Konzentrationsschwierigkeiten, Leeregefühl im Kopf wegen Angst oder Sorgen
- ❏ Anhaltende Reizbarkeit
- ❏ Einschlafstörungen wegen der Besorgnis

3. Beeinträchtigen Ihre Ängste, Sorgen und Symptome Ihre Lebensqualität sowie Ihre schulische, berufliche, soziale und sonstige Funktionsfähigkeit in erheblichem Ausmaß?
4. Haben Sie den Eindruck, dass Ihre Symptomatik nicht die Kriterien einer Panikstörung, phobischen Störung, Zwangsstörung oder hypochondrischen Störung erfüllt?
5. Können Sie aufgrund einer ärztlichen Abklärung ausschließen, dass die Angstzustände durch eine organische Störung (z. B. Schilddrüsenüberfunktion), eine Erkrankung des Gehirns oder die Einwirkung von Substanzen (Beruhigungsmittel, Alkohol, Drogen) bedingt sind?

Wenn Sie die Fragen 1, 3, 4 und 5 bejaht sowie mindestens vier Symptome bei Frage 2 angekreuzt haben, haben Sie wahrscheinlich eine Generalisierte Angststörung. Lassen Sie Ihre Selbstdiagnose im Bedarfsfall von einer Expertin bzw. einem Fachmann überprüfen.

Nach dem amerikanischen psychiatrischen Diagnoseschema DSM-5 leiden Menschen mit einer Generalisierten Angststörung unter mindestens drei der folgenden sechs Symptome. Markieren Sie jene, die auf Sie zutreffen:

- ❏ Ruhelosigkeit oder ständiges »Auf-dem-Sprung-Sein«
- ❏ leichte Ermüdbarkeit
- ❏ Konzentrationsschwierigkeiten oder Leere im Kopf
- ❏ Reizbarkeit
- ❏ Muskelverspannungen
- ❏ Schlafstörungen (Ein- oder Durchschlafstörung oder unruhiger, nicht erholsamer Schlaf)

Haben Sie gegenwärtig noch andere psychische Störungen oder körperliche Probleme?

Markieren Sie jene psychischen Störungen, die derzeit bei Ihnen noch bestehen oder früher einmal diagnostiziert wurden:

- ❑ Panikstörung (spontane Panikattacken, ohne sichtbare Auslöser)
- ❑ Agoraphobie (Einschränkung des Aktionsradius)
- ❑ Soziale Phobie (Angst davor, im Mittelpunkt zu stehen, Angst vor Beurteilung)
- ❑ Spezifische Phobie (einzelne Phobien wie Flugangst oder Spinnenphobie)
- ❑ Zwangsstörung (Wasch-, Kontroll-, Gedankenzwänge)
- ❑ Depressive Störung (depressive Episode, leicht, mittelgradig oder schwer)
- ❑ Depressive Reaktion (nach Belastungen)
- ❑ Burn-out-Syndrom (Erschöpfungssyndrom)
- ❑ Posttraumatische Belastungsstörung (nach traumatischen Erfahrungen)
- ❑ Hypochondrische Störung (anhaltende Krankheitsängste)
- ❑ Somatisierungsstörung (seit mindestens zwei Jahren zahlreiche Körpersymptome ohne erhebliche organische Ursachen)
- ❑ Schmerzstörung (Schmerzen seit über einem halben Jahr)
- ❑ Schädlicher Gebrauch von Alkohol oder anderen Drogen
- ❑ Persönlichkeitsstörung (z. B. ängstlich-vermeidende, abhängige oder Borderline-Persönlichkeitsstörung)

Welche Zusammenhänge zwischen einer Generalisierten Angststörung und anderen psychischen Störungen können Sie feststellen? Hat sich in der Folge der Angststörung auch eine depressive Störung oder ein schädlicher Gebrauch von Alkohol oder Beruhigungsmitteln entwickelt?

Kann die Generalisierte Angststörung in irgendeiner Form in Zusammenhang stehen mit einer körperlichen Krankheit? Ist sie vielleicht schlimmer geworden, seit Sie einen Herzinfarkt, eine Krebserkrankung oder einen schweren Unfall mit körperlichen Folgeproblemen erlitten haben?

Wie ausgeprägt sind Ihre Ängste und Sorgen?

Geben Sie durch Ankreuzen der zutreffenden Zahl an, wie sehr folgende *Einstellungen* und *Verhaltensweisen* in Zusammenhang mit Ängsten und Sorgen auf Sie zutreffen (0 = gar nicht, 1 = selten, 2 = manchmal, 3 = oft, 4 = sehr oft).

Umgang mit Ängsten und Sorgen	Häufigkeit
Machen Sie sich Sorgen um Dinge, die den meisten Menschen keine Sorgen bereiten?	0 1 2 3 4
Haben Sie Angst vor Ereignissen oder Erfahrungen, die andere Menschen auch fürchten, aber nicht so intensiv wie Sie?	0 1 2 3 4
Fällt es Ihnen schwer, Ihr Sich-Sorgen-Machen zu unterbrechen, wenn es einmal angefangen hat?	0 1 2 3 4
Denken Sie immer gleich an das Schlimmste, wenn Sie Angst vor etwas haben?	0 1 2 3 4
Sorgen Sie sich auch dann, wenn es bei Ihnen selbst oder Ihren Angehörigen gerade ganz gut läuft?	0 1 2 3 4
Haben Sie auch dann Ängste, wenn Sie erkennen, dass diese eigentlich unbegründet sind?	0 1 2 3 4
Sind Sie davon überzeugt, dass etwas Schlimmes passieren könnte, wenn Sie sich einmal keine Sorgen machen würden?	0 1 2 3 4
Machen Sie sich Sorgen über Ihre Ängste (z. B. dass Sie dadurch körperlich krank oder verrückt werden könnten)?	0 1 2 3 4
Haben Sie schon einmal ernsthaft versucht, Ihr ständiges Sich-Sorgen-Machen zu stoppen und es dann doch nicht geschafft?	0 1 2 3 4
Kommt es vor, dass andere Dinge wegen Ihrer Ängste und Sorgen zu kurz kommen?	0 1 2 3 4
Sorgen Sie sich auch angesichts von Situationen, die Sie aufgrund Ihrer Fähigkeiten an sich gut bewältigen können?	0 1 2 3 4
Kommt es vor, dass andere Menschen Ihnen sagen, Sie sollten sich nicht so viele Sorgen machen?	0 1 2 3 4
Hat Ihre Neigung zu Ängsten und erhöhter Besorgtheit schon zu Problemen mit anderen Menschen geführt?	0 1 2 3 4

In welchem *Ausmaß* haben Sie in den letzten sechs Monaten unter den angeführten Problemen und Beschwerden gelitten? Markieren Sie die zutreffende Zahl (0 = gar nicht, 1 = ein wenig, 2 = mäßig, 3 = stark, 4 = sehr stark).

Belastende Beschwerden und Probleme	Ausmaß der Belastung
Ängste und Sorgen um Angehörige und Beziehungen	0 1 2 3 4
Ängste und Sorgen um die eigene Gesundheit	0 1 2 3 4
Ängste und Sorgen um die Gesundheit von Angehörigen	0 1 2 3 4
Ängste und Sorgen um die eigene Leistungsfähigkeit	0 1 2 3 4
Ängste und Sorgen um berufliche (schulische) Belange	0 1 2 3 4
Ängste und Sorgen um finanzielle Themen	0 1 2 3 4
Ängste und Sorgen um die allgemeine Lage im Land	0 1 2 3 4
Ängste und Sorgen um die ganze Welt (z. B. Terrorgefahr)	0 1 2 3 4
Körperliche Symptome (z. B. Verspannung)	0 1 2 3 4
Kognitive Symptome (z. B. Unkonzentriertheit)	0 1 2 3 4
Psychische Symptome außer Angst (z. B. depressive Verstimmung)	0 1 2 3 4
Beeinträchtigung der beruflichen (schulischen) Leistungsfähigkeit	0 1 2 3 4
Beeinträchtigung der Partnerschaft oder Familienbeziehungen	0 1 2 3 4
Beeinträchtigung der sozialen Beziehungen	0 1 2 3 4
Beeinträchtigung der Freizeitaktivitäten	0 1 2 3 4
Beeinträchtigung der allgemeinen Lebensqualität	0 1 2 3 4

Erstellen Sie eine Liste Ihrer Ängste und Sorgen

Erstellen Sie eine *Liste Ihrer wichtigsten Ängste und Sorgen:*
1. Halten Sie Ihre *produktiven Ängste und Sorgen* (Ängste vor realen und lösbaren Problemen) und Ihre *unproduktiven Ängste und Sorgen*

(Ängste vor unrealistischen, derzeit gar nicht lösbaren »Was wäre, wenn …?«-Situationen) in Ihrem Angst-und-Sorgen-Tagebuch fest oder schreiben Sie jede Sorge auf einen kleinen Zettel bzw. eine Karteikarte.
2. Listen Sie Ihre Ängste und Sorgen nach dem Ausmaß der Bedeutung für Sie auf (von der größten bis zur kleinsten Angst und Sorge abwärts).
3. Unterscheiden Sie alle Ihre Ängste und Sorgen nach dem Prinzip »bezogen auf reale, mögliche, lösbare Probleme« und »bezogen auf unrealistische, hypothetische, nicht lösbare Probleme«. Auf dem Blatt Papier stehen die lösbaren Probleme in der linken Spalte, die unlösbaren Probleme in der rechten Spalte. Die Karteikarten (Zettel) ordnen Sie dann entsprechend zu (siehe die nachfolgenden Beispiele).

Ängste und Sorgen in Bezug auf reale bzw. lösbare Probleme	*Ängste und Sorgen in Bezug auf unrealistische bzw. unlösbare Probleme*
Was kann ich jetzt vor dem Urlaub tun, damit alles gut geht?	Ich habe Angst, dass wir im Urlaub Opfer von Terroristen werden.
Wie finde ich jetzt, drei Jahre nach der Geburt meines Kindes, wieder eine Arbeit?	Ich mache mir Sorgen, dass ich angesichts der aktuellen Wirtschaftslage nie mehr eine Arbeit bekomme.
Wie kann ich meinen faulen Sohn zum Lernen bringen?	Ich fürchte, dass mein Sohn sein Leben nie in den Griff bekommen wird.
Wie kann ich meinen kränkelnden Partner von einer ärztlichen Behandlung überzeugen?	Ich habe Angst, dass mein Partner schlimm krank wird und stirbt.

Finden Sie heraus, wo Sie unbewusst und ungewollt aus einem realen bzw. grundsätzlich lösbaren Problem ein unrealistisches bzw. unlösbares Problem machen, sodass Sie plötzlich bezüglich derselben Thematik zwei Probleme haben: in der linken Spalte Ihre Besorgtheit über ein real mögliches Problem und in der rechten Spalte jene Übersteigerung in ein rein hypothetisches Problem, angesichts dessen Sie gegenwärtig überhaupt nichts tun können.

Drehen Sie dann die Reihenfolge um: Halten Sie in der ersten Spalte verschiedene unrealistische, rein hypothetische Probleme fest und formulieren Sie sie in *reale, mögliche und lösbare Probleme* um, die Sie in die zweite Spalte schreiben.

Ängste und Sorgen in Bezug auf unrealistische bzw. unlösbare Probleme	*Ängste und Sorgen in Bezug auf reale bzw. lösbare Probleme*
Mein Partner hat bestimmt einen schweren Unfall gehabt!	Ich bin besorgt, dass mein Partner immer noch nicht zu Hause ist; soll ich vielleicht mal im Büro anrufen?
Ich habe Angst, dass ich in einigen Jahren an einem Herzinfarkt sterbe.	Ich sorge mich, ob mein Herz wirklich gesund ist. Vielleicht sollte ich demnächst mal zum Arzt gehen und einen Gesundheitscheck machen lassen.

Führen Sie ein Angst-und-Sorgen-Protokoll

Führen Sie ein *Angst-und-Sorgen-Protokoll*, um schwarz auf weiß vor Augen zu haben, was Ihre typischen und daher häufigen Ängste und Sorgen sind. Halten Sie Ihre Ängste und Sorgen mehrmals täglich in einem Protokoll fest, differenziert nach Zeitpunkt (Tag, Uhrzeit), Art der Angst/Sorge (genaue Beschreibung), Ausmaß der Angst (0 = keine Angst, 10 = maximale Angst, bis hin zu Panikattacken), differenziert nach produktiver und unproduktiver Sorge (markieren Sie den zutreffenden Sorgentyp).

Datum Uhrzeit	Konkrete Sorge (genaue Beschreibung)	Angst-Ausmaß (0–10)	Produktive Sorge	Un-produk-tive Sorge
12.9.2017 13:30	Meine Tochter lernt zu wenig und könnte dieses Jahr sitzenbleiben.	6	x	O
13.9.2017 23:30	Mein Sohn ist mit dem Moped weggefahren und immer noch nicht wieder zu Hause, er hatte bestimmt einen schweren Unfall.	9	O	x

Führen Sie ein Angst-und-Sorgen-Tagebuch

Führen Sie neben dem Angst-und-Sorgen-Protokoll auch ein *Angst-und-Sorgen-Tagebuch*, in dem Sie ganz spontan niederschreiben, wie es Ihnen geht. Alternativ können Sie Ihre Befindlichkeit auch mithilfe Ihres Handys auf einem Sprach-Memo festhalten. Sogenanntes *Expressives Schreiben* bewirkt eine intensive Auseinandersetzung mit belastenden Gefühlen und ermöglicht über die Sprache eine hilfreiche Klärung sowie eine bessere Einflussnahme auf Ihre innere Befindlichkeit. Sie gewinnen dadurch auch neue Sichtweisen und ein besseres Verständnis für Ihre Emotionen, sodass Sie diese leichter akzeptieren können. Als Folge davon wird Ihr Arbeitsgedächtnis entlastet, sodass Sie sich dem Alltagsleben viel konzentrierter widmen können als sonst.

Dokumentieren Sie auch Ihre Erfolgserlebnisse im Umgang mit Ihren Ängsten und Sorgen. Was hat Ihnen dabei geholfen?

Welche Vermeidungsstrategien setzen Sie ein?

Flucht und Vermeidung sollen Sie vor Unwohlsein bewahren. Ausgeprägtes Vermeidungsverhalten tritt nicht nur bei Menschen mit Phobien auf, sondern auch bei vielen Personen mit einer Generalisierten Angststörung.

In welchem Ausmaß setzen Sie folgende *Vermeidungsstrategien* ein? Geben Sie dies durch Ankreuzen der zutreffenden Zahl an (0 = gar nicht, 1 = ein wenig, 2 = manchmal, 3 = oft, 4 = sehr oft).

Vermeidungsstrategien	*Ausmaß*
Belastende Aufgaben vermeiden	0 1 2 3 4
Ohne Zeitdruck wichtige Aufgaben hinausschieben	0 1 2 3 4
Trotz Handlungsdruck Aufgaben hinausschieben	0 1 2 3 4
Wichtige Termine verstreichen lassen	0 1 2 3 4
Entscheidungen im Beruf hinausschieben (z. B. Aufstiegsmöglichkeiten, Wechsel des Arbeitsplatzes)	0 1 2 3 4
Entscheidungen in Partnerschaft und Familie hinausschieben (z. B. Heirat, Familiengründung)	0 1 2 3 4
Sich in Bezug auf eine mögliche Partnerschaft nicht festlegen	0 1 2 3 4
Beziehungen vermeiden aus Angst vor Ablehnung	0 1 2 3 4
Konkrete Probleme verdrängen	0 1 2 3 4
Störende Gedanken vermeiden oder unterdrücken	0 1 2 3 4
Aufkommende Ängste und Sorgen verdrängen	0 1 2 3 4
Bestimmte Gefühle vermeiden oder unterdrücken	0 1 2 3 4
Bestimmte innere Bilder vermeiden oder unterdrücken	0 1 2 3 4
Sich von Angst machenden Umweltsituationen ablenken und abschotten	0 1 2 3 4
Belastende Themen (z. B. Krankheiten, Katastrophen) gedanklich ausblenden	0 1 2 3 4
Arzttermine vermeiden aus Angst vor Krankheit	0 1 2 3 4
Negative Informationen aus den Medien vermeiden	0 1 2 3 4
Internet-Recherchen vermeiden	0 1 2 3 4
Negative Gedanken nicht zu Ende denken	0 1 2 3 4
Gespräche über bestimmte Themen vermeiden, die beunruhigend wirken könnten	0 1 2 3 4

Bestimmte Menschen vermeiden, die beunruhigende Dinge sagen könnten	0 1 2 3 4
Sich ablenken, wenn belastende Gedanken oder Vorstellungen hochkommen	0 1 2 3 4
Soziale Aktivitäten vermeiden, wenn verschiedene Umstände unklar bzw. unsicher sind oder man sich dabei blamieren könnte	0 1 2 3 4
Konflikte vermeiden durch Anpassung an andere und Verschweigen der eigenen Meinungen	0 1 2 3 4
Viele Aktivitäten (z. B. Fernsehen) nur deshalb entwickeln, um an nichts Negatives denken zu müssen	0 1 2 3 4
Schlimme innere Bilder und Vorstellungen durch reines Nachdenken, Sich-Sorgen-Machen oder positive Gedanken ersetzen	0 1 2 3 4
Bestimmte Orte und Situationen vermeiden, die beunruhigend wirken könnten	0 1 2 3 4
Bestimmte Tätigkeiten vermeiden, die mit unangenehmen Empfindungen einhergehen könnten	0 1 2 3 4
Überraschungen vermeiden und möglichst auf das Bekannte und Vertraute setzen	0 1 2 3 4
Gar nichts tun, um mögliche Fehler zu vermeiden	0 1 2 3 4
Ausreden suchen, statt das Nötige tun	0 1 2 3 4
Sich mit den Problemen anderer beschäftigen, um sich nicht mit den eigenen Ängsten, Sorgen und Problemen beschäftigen zu müssen	0 1 2 3 4
Vermeidung von Verantwortung für bestimmte Aufgaben, um bei einem Fehler nicht schuld zu sein	0 1 2 3 4

Beantworten Sie folgende Fragen in Ihrem Angst-und-Sorgen-Tagebuch: Was sind Ihre häufigsten Vermeidungsstrategien, in eigenen Worten ausgedrückt? In welcher inneren und äußeren Befindlichkeit neigen Sie am stärksten zu Vermeidungsverhaltensweisen? Welche Folgen und Auswirkungen hat Ihr Vermeidungsverhalten? Ist Ihnen das erreichte Ergebnis den nötigen Aufwand weiterhin wert?

Welche Sicherheitsstrategien setzen Sie ein?

Sicherheitstrategien sind Vorgangsweisen, mithilfe derer Sie das für Sie unerträgliche Gefühl von Unsicherheit und das damit verbundene Restrisiko vermindern oder beseitigen möchten. In welchem Ausmaß setzen Sie folgende *Sicherheitstrategien* ein? Geben Sie dies durch Ankreuzen der zutreffenden Zahl an (0 = gar nicht, 1 = ein wenig, 2 = manchmal, 3 = oft, 4 = sehr oft).

Sicherheitstrategien	*Ausmaß*
Vertrauenspersonen um Bestätigung bitten	0 1 2 3 4
Vertrauenspersonen fragen, was Sie tun sollen	0 1 2 3 4
Vor Entscheidungen bei anderen sich rückversichern	0 1 2 3 4
Vor Aktivitäten und Entscheidungen Unmengen an Informationen einholen und alle Eventualitäten berücksichtigen	0 1 2 3 4
Getroffene Entscheidungen hinterfragen	0 1 2 3 4
Vor Aktivitäten alles übermäßig genau planen und penibel auf Listen festhalten	0 1 2 3 4
Nach Aktivitäten alles genauestens überprüfen	0 1 2 3 4
Alles möglichst perfekt machen wollen	0 1 2 3 4
Jedes Restrisiko möglichst ausschließen wollen	0 1 2 3 4
Jede Arbeit selbst erledigen, damit sie richtig ausgeführt wird	0 1 2 3 4
Arbeiten für andere erledigen, damit alles richtig ist	0 1 2 3 4
Immer positiv denken wollen	0 1 2 3 4
Nahestehende Menschen kontrollieren/überbehüten	0 1 2 3 4
Immer dasselbe auswählen (bezüglich Essen, Restaurant, Kleidung, Musik, Urlaubsort u. a.), weil das Vertraute Sicherheit gibt	0 1 2 3 4

Beantworten Sie folgende Fragen in Ihrem Angst-und-Sorgen-Tagebuch: Was sind Ihre häufigsten *Sicherheitstrategien*, in eigenen Worten ausgedrückt? In welcher inneren und äußeren Befindlichkeit neigen Sie am stärksten zu Sicherheitsverhaltensweisen? Welche Folgen und Auswirkungen haben Ihre Sicherheitsstrategien? Stehen Sie dazu?

Welche Grundüberzeugungen bezüglich positiver Funktionen von Ängsten und Sorgen haben Sie?

In welchem Ausmaß treffen folgende fünf *Glaubenssätze* bezüglich der Sinnhaftigkeit von Ängsten und Sorgen auf Sie zu? Markieren Sie die zutreffende Zahl (0 = gar nicht, 1 = ein wenig, 2 = manchmal, 3 = oft, 4 = sehr oft).

Glaubenssatz	*Ausmaß der Zustimmung*
1. *Ängste und Mir-Sorgen-Machen sind ein positiver Persönlichkeitszug.* Sie zeigen, dass ich ein aufmerksamer, verantwortungsbewusster, einfühlsamer und fürsorglicher Mensch bin.	0 1 2 3 4
2. *Ängste und Mir-Sorgen-Machen helfen mir bei der Bewältigung von Problemen.* Sie führen dazu, dass ich mich intensiver auf bestimmte Aufgaben und Situationen vorbereite.	0 1 2 3 4
3. *Ängste und Mir-Sorgen-Machen erhöhen meine Motivation zum Handeln.* Sie drücken aus, dass mir eine Sache sehr wichtig ist, und regen mich dazu an, etwas zu unternehmen.	0 1 2 3 4
4. *Ängste und Mir-Sorgen-Machen bewahren mich vor negativen Gefühlen und Reaktionen.* Sie bereiten mich auf mögliche Enttäuschungen und Katastrophen vor, sodass ich dann, wenn sie eintreffen, davon nicht so stark emotional betroffen bin.	0 1 2 3 4
5. *Ängste und Mir-Sorgen-Machen können negative Ereignisse verhindern.* Sie machen ein schlimmes Ereignis weniger wahrscheinlich. Jede Sorge ist gerechtfertigt, wenn eine Sache deswegen gut ausgeht, nach dem Motto: »Vielleicht hilft ein bisschen magisches Denken.«	0 1 2 3 4

Finden Sie heraus, welche dieser fünf Grundüberzeugungen jeweils hinter Ihren Ängsten und Sorgen stehen. Ordnen Sie jeder Angst bzw. Sorge, soweit möglich und relevant, einen dieser fünf Sorgentypen zu, indem Sie die entsprechende Zahl (1–5) hinzufügen. Welcher Glaubenssatz ist für Sie der wichtigste, welcher der zweitwichtigste?

Welche Grundüberzeugungen bezüglich negativer Funktionen von Ängsten und Sorgen haben Sie?

Markieren Sie, in welchem Ausmaß Sie *negative Folgen* in Bezug auf die angeführten Glaubenssätze fürchten.

Glaubenssatz	*Ausmaß der Zustimmung*
Diese ständigen Ängste und Sorgen bringen mich noch einmal um meinen Verstand.	0 1 2 3 4
Diese anhaltenden Ängste und Sorgen werden mich auf Dauer psychisch krank machen.	0 1 2 3 4
Das ständige Mir-Sorgen-Machen wird einmal meinen Körper schädigen.	0 1 2 3 4
Wenn ich meine Ängste und Sorgen nicht unter Kontrolle bekomme, werden mich meine Angehörigen bald nicht mehr aushalten und ablehnen.	0 1 2 3 4

Analysieren Sie die Wurzeln und Auswüchse Ihrer krankheitswertigen Ängste und Sorgen

Ein besseres Verständnis Ihrer Ängste und Sorgen erleichtert Ihnen die Veränderung. Krankheitswertige Ängste und Sorgen resultieren aus bestimmten lebensgeschichtlichen Erfahrungen, Regeln und Denkmustern. Wenn Sie diese Muster erkennen, können Sie sie im Laufe der Zeit auch unterbrechen oder gar gänzlich ändern, auf diese Weise das Ausmaß der Belastung erheblich reduzieren und die Lebensqualität wesentlich steigern, ohne dass Sie deshalb ein anderer Mensch werden müssen.

Versuchen Sie herauszufinden, welche der in Teil 2 angeführten Faktoren und Umstände Ihre Generalisierte Angststörung verursacht, ausgelöst, aufrechterhalten und verschlimmert haben könnten. Halten Sie Ihre Überlegungen in Ihrem Angst-und-Sorgen-Tagebuch fest. Ihre Erkenntnisse fördern ein besseres Verständnis für Ihre Angststörung, erleichtern im Idealfall deren Selbstbehandlung oder stellen im Bedarfsfall eine wichtige Vorarbeit für eine Psychotherapie dar.

Beantworten Sie dazu folgende Fragen:
- Welche Zusammenhänge bestehen zwischen Ihrer Generalisierten Angststörung und Ihrer familiären und partnerschaftlichen Situation?
- Welchen Einfluss hat Ihre schulische oder berufliche Situation?
- Welche Auswirkungen haben Ihre wichtigsten Einstellungen, Lebensregeln und Wertvorstellungen?
- Welchen Einfluss haben Ihre Gefühle bzw. Gefühlskonflikte?
- Welche Bedeutung haben Ihre Kindheit und Jugendzeit?
- Welche Merkmale Ihrer Persönlichkeit spielen eine Rolle?

Was sind Ihre Therapieziele?

Menschen, die unter einer körperlichen oder psychischen Krankheit leiden, möchten unbedingt ein Ziel erreichen: wieder völlig gesund werden. Doch wann sind Sie nach erfolgreicher Behandlung oder Selbstbehandlung Ihrer Generalisierten Angststörung wieder gesund? Formal dann, wenn Ihre Symptome nicht mehr die Kriterien der Generalisierten Angststörung erfüllen. Manche Betroffene haben den Eindruck, dass sie immer schon so ängstlich waren, andere können trotz Besserung ihrer Ängste nicht glauben, dass sie jemals ganz normal werden. Was ist eigentlich »normal«?

Die folgende Sichtweise möchte Ihnen mehr Hoffnung vermitteln: Die Gegenüberstellung von »gesund« und »krank« ist angesichts einer Generalisierten Angststörung die falsche Strategie. Betrachten Sie das Grundthema einer Generalisierten Angststörung als *Kontinuum* mit den Endpunkten »wenig Ängste und Sorgen« und »extreme Ängste und Sorgen«. Irgendwo dazwischen liegt jeder von uns, zu verschiedenen Zeitpunkten und Anlässen in unterschiedlichem Ausmaß.

Sehen Sie sich eher so, dass Sie *erhöht sensibel* sind. Wie die einen auf Allergene (z. B. bestimmte Pollen), reagieren Sie eben sehr sensibel auf die kleinste Dosis von Unsicherheit und Restrisiko. Das zentrale Behandlungsziel ist daher nicht das illusorische Ziel von Heilung, sondern von durchaus möglicher Besserung.

Dieses Selbsthilfebuch möchte Sie in die Lage versetzen, zumindest einige der folgenden *Ziele* zu erreichen:
- ein umfassenderes Verständnis Ihrer ständigen Ängste und Sorgen,
- eine andere Grundeinstellung gegenüber Ihrer Neigung zu erhöhter ängstlicher Besorgtheit,
- eine raschere Unterbrechung des Sorgenprozesses,
- eine stärkere Toleranz von Unsicherheit und Restrisiko,
- eine bessere Handlungsfähigkeit ohne ständige Sicherheits- oder Vermeidungsstrategien,
- eine konstruktivere Bewältigung realer bzw. möglicher Probleme,
- einen hilfreicheren Umgang mit unrealistischen, rein hypothetischen Problemen, angesichts derer man nichts tun kann,
- eine bessere Akzeptanz Ihrer ängstlichen Besorgtheit, vor allem auch Ihrer momentanen Gefühle und Symptome,
- einen Abbau der körperlichen Verspannung,
- eine bessere Konzentration auf das, was Freude macht im Leben.

Machen Sie sich vor dem Hintergrund dieser Ausführungen klar, was Sie ganz konkret erreichen möchten und können. Formulieren Sie in Ihrem Angst-und-Sorgen-Tagebuch bestimmte Ziele für verschiedene Bereiche:
- *Arbeitsbereich/Ausbildungssituation:* z. B. Arbeiten schneller erledigen, ohne vorher übermäßig lange zu planen und hinterher übermäßig zu kontrollieren, nötige Veränderungen angehen,
- *Familie und Partnerschaft:* z. B. weniger Rückversicherungsfragen, weniger Kontrollverhalten gegenüber Familienmitgliedern,
- *Sozialbeziehungen:* z. B. mehr soziale Aktivitäten statt Kontrollen und Perfektionismus im Beruf und zu Hause,
- *Freizeitbereich:* z. B. häufigere Reisen statt Vermeidungstaktiken,
- *Persönlichkeit:* z. B. spontaner handeln ohne übermäßige Planung, mehr Verantwortungs- und Risikobereitschaft.

Ihre *Ziele* sollten folgendermaßen definiert sein:
- *spezifisch,* um auf der Basis konkreter Vorsätze einen Plan für die Veränderung in einem ganz bestimmten Bereich Ihres Lebens bzw. Ihrer Persönlichkeit entwickeln zu können,
- *beobachtbar und messbar,* um anhand von nachvollziehbaren Kriterien das konkrete Ergebnis und den erzielten Erfolg hinterher regelmäßig überprüfen zu können,

- *erreichbar*, um auf der Basis realistischer Anforderungen Schritt für Schritt zuerst Teilziele und schließlich das Gesamtziel realisieren zu können,
- *relevant*, um aufgrund Ihrer zentralen Werte, die bedeutsam für Ihr Leben sind, die Motivation für Ihr Handeln zu fördern, aufrechtzuerhalten und weiter zu erhöhen,
- *zeitbezogen*, um auf der Basis eines ganz bestimmten Zeitplans die kontinuierliche Umsetzung in der Gegenwart sowie in der nächsten Zukunft sicherzustellen,
- *positiv*, um auf der Basis von Anstrebungszielen trotz vorhandener Ängste und Sorgen neue Einstellungen und Verhaltensweisen Schritt für Schritt aufzubauen, anstatt den Schwerpunkt auf Vermeidungsziele zu legen, das heißt, nur negative und unerwünschte Verhaltensweisen – etwa bestimmte Sicherheits- und Vermeidungsstrategien – sukzessive abbauen zu wollen (fachlich ausgedrückt, geht es um die Entwicklung von proaktivem Verhalten, das bestimmte intrinsische, also von innen herkommende Ziele verwirklichen möchte).

Schritt 2
Änderung der Denkmuster: Entwickeln Sie neue Einstellungen zu gefürchteten Ereignissen, Ängsten und Sorgen

Zehn kognitive Strategien zur besseren Bewältigung Ihrer Ängste und Sorgen

Der amerikanische Angstexperte Robert L. Leahy beschreibt in seinem Buch »The worry cure«[26] vor dem Hintergrund der Kognitiven Verhaltenstherapie zehn Strategien zum besseren Umgang mit ängstlicher Besorgtheit, die hier in abgewandelter Form dargestellt werden:

Erkennen und ändern Sie die zentralen Denkmuster hinter Ihren Ängsten und Sorgen
Menschen mit einer Generalisierten Angststörung haben typische *Grundüberzeugungen* (z. B. »Die Welt ist gefährlich«, »Ich bin inkompetent«) und damit zusammenhängende *Einstellungen* (z. B. »Wenn ich in den Urlaub fahre, wird etwas Schlimmes passieren«, »Wenn bestimmte Situationen auftreten, werde ich diese nicht bewältigen können«), die sich in *automatischen Gedanken* in Bezug auf eine ganz konkrete Situation ausdrücken (z. B. »Ich werde in diesem Urlaubsland bestimmt bestohlen«, »Diese Aufgabe schaffe ich sicher nicht«).

Häufige *negative Denkmuster* sind vor allem: Katastrophengedanken (Worst-Case-Szenarien), überzogene Verallgemeinerungen, falsche Wahrscheinlichkeitsannahmen, falsche Schlussfolgerungen, Schwarz-Weiß-, Entweder-oder- bzw. Alles-oder-nichts-Vereinfachungen (sogenanntes dichotomes Denken), falsche Ursachenzuschreibungen (»Weil ich unfähig bin«), überhöhte Standards als Verhaltensnorm, negative »Was wäre, wenn …?«-Annahmen, emotionale Beweisführungen auf der Basis von Gefühlen und Empfindungen, unfaire Vergleiche mit anderen zum eigenen Nachteil, Bestätigungstendenz (darunter versteht man die Neigung, an den bisherigen Grundannahmen festzuhalten und alle neuen Erfahrungen so zu bewerten, dass sie zu den alten Sichtweisen passen).

Erfassen Sie Ihre typischen Denkmuster im Zustand des normalen Befindens, sodann im Zustand von Stress, Depression oder ängstlicher Besorgtheit. Bei Stress und negativer Stimmung neigt man nämlich dazu, alles viel schlimmer zu sehen als bei Entspannung und in positiver Stimmung.

In der Fachliteratur spricht man bei unpassenden Denkmustern von *Denkfehlern* oder *kognitiven Verzerrungen*. Bei der sogenannten *Kognitiven Umstrukturierung* geht es darum, negative Grundüberzeugungen und schädliche Einstellungen, die zu automatischen problematischen Gedanken führen, zu erkennen, schrittweise zu ändern und durch hilfreichere zu ersetzen.

Nutzen Sie in Ihrem Angst-und-Sorgen-Tagebuch die *Spaltentechnik* und schreiben Sie in die linke Spalte Ihre ursprünglichen Denkmuster und in die rechte Spalte hilfreichere Denkmuster auf, z. B. links: »Nur dann, wenn ich alles perfekt mache, bin ich wirklich gut« und rechts: »Ich kann trotz eines Fehlers erfolgreich sein.« Nutzen Sie auch Gespräche mit Vertrauenspersonen, die Ihnen die Änderung Ihrer Denkmuster erleichtern.

Überprüfen Sie das Ausmaß der Wahrscheinlichkeit, dass das gefürchtete Ereignis eintritt

Geben Sie bei den von Ihnen notierten negativen Denkmustern jeweils in einer zusätzlichen Spalte die *Wahrscheinlichkeit in Prozent* an, mit der Sie ein gefürchtetes Ereignis erwarten, ebenso das Ausmaß Ihrer Überzeugtheit von einem Angstgedanken. Es ist ein Ziel von kognitiven Strategien, Ihre Befürchtungen durch geeignete Maßnahmen zu vermindern und auf diese Weise eine realistischere Risikoeinschätzung zu erreichen.

Geben Sie nach erfolgreicher Änderung Ihrer Denkmuster (siehe Punkt 1) jeweils in einer weiteren Spalte das neue Ausmaß in Prozent an, in dem Ihre Überzeugung von der Richtigkeit des ursprünglichen Angstgedankens gesunken ist. Daran können Sie erkennen, wie stark sich Ihre Einstellungen verändert haben.

Hilfreiche Fragen zur Änderung Ihrer Denkmuster sind: »Wie oft ist Ihnen das Gefürchtete schon passiert?«, »Wie häufig haben Sie schon etwas getan, ohne dass das befürchtete Ereignis eingetreten ist?« Im Laufe der weiteren Ausführungen bei Schritt 2 erhalten Sie zahlreiche zusätzliche Hilfestellungen zur Überprüfung Ihrer Denkmuster.

Definieren Sie den schlimmstmöglichen, den wahrscheinlichsten und den bestmöglichen Ausgang des gefürchteten Ereignisses
Konfrontieren Sie sich mit dem *schlimmstmöglichen Geschehen*, das eintreten würde, wenn Sie es nicht verhindern können, wie etwa den Verlust des Partners oder des Arbeitsplatzes. Überlegen Sie gleichzeitig auch *alternative Zukunftsvorstellungen* zum Worst-Case-Szenario in Form des wahrscheinlichsten Ausgangs sowie des bestmöglichen Ergebnisses. Das hat nichts mit unkritisch-positivem Denken zu tun, sondern damit, sich durchaus realistische Möglichkeiten zu vergegenwärtigen, wie sich eine Sache auch entwickeln könnte, wenn sie nicht in einer totalen Katastrophe endet.

Schreiben Sie in Bezug auf Ihre alltäglichen Ängste und realistischen Sorgen eine Geschichte über einen guten Ausgang
Halten Sie Ihre Ängste und Sorgen in Bezug auf alltägliche Situationen in Form einer kleinen *Geschichte* in Ihrem Angst-und-Sorgen-Tagebuch fest und entwickeln Sie einen guten Ausgang, den Sie sich gerne vorstellen möchten und in dieser Weise auch in Ihrem Gedächtnis speichern sollten, als Alternative zu einer möglichen Katastrophe. Welche Schritte sind nötig, damit dieses Ergebnis auch in der Realität möglich ist? Schauen Sie, wie andere Menschen mit einem derartigen Problem zurechtkommen, und lernen Sie daraus für Ihre Situation.

Führen Sie alle Gründe für und gegen die Erwartung eines schlimmen Ausgangs an
Finden Sie zuerst alle möglichen *Pro-Argumente* in Bezug auf Ihre sorgenvollen Gedanken, danach aber auch alle *Contra-Argumente*. Vergegenwärtigen Sie sich: Sie können wählen, ob Sie unbedingt die schlimmste Möglichkeit oder lieber eine weniger bedrohliche Alternative erwarten möchten. Machen Sie sich im Rahmen einer *Kosten-Nutzen-Analyse* auch den Aufwand bewusst, den Sie betreiben müssen, um ein mögliches Restrisiko vielleicht abwenden zu können. Welchen hohen Preis müssen Sie dafür zahlen? Ist Ihnen das die vermeintliche Sicherheit wert?

Überprüfen Sie Ihre Vorhersagen in Bezug auf das gefürchtete Ereignis
Treffen Sie ganz bewusst bestimmte *Vorhersagen* und überprüfen Sie diese. Halten Sie in Ihrem Angst-und-Sorgen-Tagebuch Ihre Befürchtungen zu einem bestimmten Zeitpunkt fest und notieren Sie zu einem

späteren Zeitpunkt den tatsächlichen Ausgang des gefürchteten Ereignisses, wie etwa einer Prüfung oder der Teilnahme an einer Veranstaltung. Beschreiben Sie auch, wie Sie sich danach gefühlt haben. Ständig ängstlich-besorgte Menschen unterschätzen ihre Fähigkeiten, mit gefürchteten Situationen angemessen umgehen zu können. Wie oft haben Sie sich in der Vergangenheit mit Ihren Vorhersagen schon geirrt?

Entwickeln Sie realistischere Wahrscheinlichkeitseinschätzungen in Bezug auf das gefürchtete Ereignis
Machen Sie aus Ängsten und Sorgen keine Katastrophenszenarien, sondern entwickeln Sie *realistischere Wahrscheinlichkeitseinschätzungen*. Unannehmlichkeiten, kleinere Fehler und Versagenserlebnisse sind noch kein Desaster. Es geht um die *Entdramatisierung* von ständigen »Was wäre, wenn …?«-Vorstellungen. Bei Stress und ängstlicher Besorgtheit können wir nicht rational denken und halten das für wahrscheinlich, was wir fürchten. Denken Sie bestimmte Befürchtungen daher vorher in aller Ruhe durch.

Entwickeln Sie Strategien zum hilfreichen Umgang mit einem tatsächlich schlechten Ausgang einer gefürchteten Situation
Menschen mit Katastrophendenken unterschätzen nicht nur ihren Einfluss auf den Lauf der Dinge, sondern auch ihre Fähigkeit, mit einem tatsächlich schlechten Ausgang zurechtzukommen. Stellen Sie sich ganz konkret und anschaulich vor, wie Ihr Leben nach einem tragischen Ereignis wie einem Todesfall oder einem schweren Fehler Ihrerseits doch zu bewältigen ist und hoffnungsvoll weitergehen könnte.

Überlegen Sie, welchen Ratschlag Sie einem guten Freund oder einer guten Freundin mit denselben Ängsten und Sorgen geben würden
Nehmen Sie zum gleichen Sorgenthema einen anderen Standpunkt ein, indem Sie sich vorstellen, Sie würden einem guten Freund oder einer guten Freundin einen Ratschlag dazu erteilen. Aus gefühlsmäßiger Distanz gelingt es uns leichter, rational zu handeln, als Betroffene lassen wir uns dagegen leicht von unseren Gefühlen und irrationalen Annahmen steuern.

Machen Sie sich bewusst, dass das, wovor Sie Angst haben, kein unlösbares Problem darstellt

Sagen Sie sich selbst, wie wenn Sie dies an jemand anderes richten würden: »Das sind keine unlösbaren Probleme.« Vergegenwärtigen Sie sich Ihre Fähigkeiten und Ressourcen, die Sie in die Lage versetzen, die gefürchteten Ereignisse zu bewältigen, ohne dass Sie jetzt schon alles im Detail durchgehen müssen, wo Sie die näheren Umstände ja überhaupt noch nicht kennen. Halten Sie sich vor Augen, wie viele Aufgaben und Probleme Sie in der Vergangenheit recht erfolgreich bewältigt haben.

Pflegen Sie konstruktive Selbstgespräche

Wir steuern unser Verhalten über die Art und Weise, wie wir innerlich mit uns selbst sprechen. Nutzen Sie diese *inneren Dialoge* für positiv formulierte, zielorientierte Handlungsanleitungen in Form von sogenannten *Selbstinstruktionen*. Coachen Sie sich bei alltäglichen Ängsten und realistischen Sorgen selbst so, wie wenn Sie eine andere Person coachen würden, und bauen Sie sich selbst so auf, wie Sie ein Kind ermutigen würden. Sagen Sie sich trotz aller ängstlichen Besorgtheit, was genau Sie tun sollen und unternehmen wollen.

Formulieren Sie angesichts von alltäglichen Ängsten und Sorgen in treffenden Worten Ihre innere Befindlichkeit, gleichzeitig aber auch Ihre Ziele, beispielsweise so: »Ich spüre mein Unbehagen und fürchte mich davor, dass ich einen Fehler begehen könnte bzw. dass ich enttäuscht werde. Ich tue jetzt aber trotzdem genau das, was mir wichtig ist. Erst danach bewerte ich mein Verhalten.« Oder so: »Ich habe Angst, dass mein Sohn mit dem Motorrad einen Unfall haben könnte, aber im Vertrauen auf seine Fähigkeiten lasse ich ihn doch fahren.«

Mithilfe von *konstruktiven Selbstgesprächen* können Sie angesichts bestimmter Aufgabenstellungen oder angstbesetzter Situationen Ihre Aufmerksamkeit besser auf das richten, was Sie *tun* möchten, statt auf das, was Sie *vermeiden* wollen, z. B.: »Ich mache das zunächst einmal so, wie es am ehesten funktionieren müsste, erst danach überlege ich mir etwas anderes«, »Bei Versagensängsten erinnere ich mich an das, was ich im Leben schon erfolgreich geschafft habe«, »Bei Problemen, die ich nicht selbst lösen kann, vertraue ich auf die hilfreiche Unterstützung anderer Menschen«, »Bei Angst in bestimmten Situationen halte ich mir vor Augen, was mir Sicherheit und Geborgenheit geben kann.«

Überprüfen Sie die Nützlichkeit Ihrer Ängste und Sorgen

Es geht bei der Behandlung einer Generalisierten Angststörung nach neueren verhaltenstherapeutischen Konzepten nicht primär um eine Änderung der Inhalte der jeweiligen Besorgtheit, sondern um einen *anderen Umgang mit dem Prozess des Sich-Sorgen-Machens*. Das Grundproblem sind nicht die Sorgen an sich, auch nicht die daraus resultierenden Ängste, sondern vielmehr der problematische Umgang damit. Wie machen Sie aus normalen Sorgen, wie sie auch bei anderen Menschen vorkommen, unbewusst und ungewollt krankheitswertige Ängste und Sorgen?

Wundern Sie sich, warum es Ihnen nicht gelingt, Ihre Ängste und Sorgen zu kontrollieren oder wenigstens einzuschränken? Haben Sie schon einmal bedacht, dass Sie Ihre ständige Besorgtheit vielleicht als sinnvoll ansehen und daher nur schwer aufgeben können? Kann es sein, dass Sie sich bereits von klein auf mehr Sorgen um alles Mögliche machen als andere Menschen und diese Gewohnheit daher nicht von einem Tag auf den anderen abstellen können, auch wenn Sie dies wollen?

Es ist durchaus normal, wenn Sie folgende *Ambivalenz* in sich entdecken: Einerseits können Sie sich ein Leben ohne Ihre erhöhte Besorgtheit gar nicht vorstellen, weil Sie schon immer so waren; andererseits möchten Sie Ihr ständiges Sich-Sorgen-Machen unbedingt loswerden, weil Sie psychisch und körperlich zunehmend darunter leiden. Der erste Schritt zur Änderung besteht vorerst einmal darin, *die positiven Funktionen Ihrer Ängste und Sorgen wahrzunehmen* und im Laufe der Zeit zu lernen, eine übergroße positive Funktion der Ängste und Sorgen Schritt für Schritt zu reduzieren.

Personen mit einer Generalisierten Angststörung profitieren oft nicht davon, wenn sie jede einzelne Befürchtung analysieren, als unbegründet erkennen und schließlich verändern, weil sie letztlich in ihrem ständigen Sich-Sorgen-Machen einen Sinn und Wert sehen. Sie schreiben ihrer ängstlichen Besorgtheit trotz aller damit verbundenen Belastungen eine *positive Funktion* zu. Bedenken Sie: Sie können Ihre Generalisierte Angststörung nicht überwinden, wenn Sie genauso wie bisher an den positiven Funktionen Ihrer ängstlichen Besorgtheit festhalten.

Analysieren Sie zum besseren Verständnis Ihrer Persönlichkeit und Ihrer Neigung zu anhaltendem exzessiven Sich-Sorgen-Machen jede einzelne Sorge, wie Sie diese aufgrund der Anleitung bei Schritt 1 in Ihrem Sorgen-Tagebuch festgehalten haben. Tun Sie dies mithilfe der folgenden *fünf Fragen:*

1. Was sagen meine Ängste und Sorgen in Bezug auf eine bestimmte Thematik über meine Persönlichkeit und meine Werte aus?
2. Was würde es für meine Persönlichkeit und meine Werte bedeuten, wenn ich hier keine Ängste und Sorgen mehr hätte?
3. Welchen Nutzen habe ich davon, wenn ich mir in Bezug auf diese Thematik weiterhin Sorgen mache?
4. Führt meine Besorgtheit dazu, dass ich mich anders verhalte als sonst?
5. Habe ich Angst, dass etwas Negatives passieren könnte, wenn ich mich in Bezug auf diese Thematik nicht mehr sorgen würde?

Welche Erkenntnisse können Sie aus dieser Übung gewinnen? Sie werden auf diese Weise überzeugend herausfinden, warum es Ihnen viel schwerer fällt als anderen Menschen, Ihre ständige Besorgtheit aufzugeben: weil Sie eben einen Sinn und Wert darin sehen!

Entwickeln Sie einen anderen Umgang mit den positiven Funktionen Ihrer Ängste und Sorgen

Finden Sie vor dem Hintergrund der fünf zentralen Glaubenssätze bezüglich der *Sinnhaftigkeit Ihrer Ängste und Sorgen* für jede einzelne konkrete Angst aus Ihrem Angst-und-Sorgen-Tagebuch Argumente für Ihre Besorgtheit (*Pro-Argumente:* Vorteile der Besorgtheit), suchen Sie danach aber auch nach Argumenten dagegen (*Contra-Argumente:* Nachteile der Besorgtheit). Treffen Sie anschließend eine Entscheidung, ob eine Angst bzw. Sorge ihren Sinn hat und daher berechtigt ist oder ob sie als sinnlos zurückgewiesen werden sollte.

Das Ziel eines derartigen Vorgehens besteht darin, dass Sie mit Ihren zentralen Glaubenssätzen bezüglich der positiven Funktion von Ängsten und Sorgen flexibler umgehen lernen und ihre Bedeutung nicht ständig überschätzen. Während Sie sich das eine Mal von ihnen leiten lassen, können Sie sich ein anderes Mal klar davon distanzieren und Ihre Besorgtheit bezüglich einer bestimmten Thematik leichter überwinden.

Formulieren Sie in Ihrem Angst-und-Sorgen-Tagebuch zu jeder der fünf Grundüberzeugungen konkrete Glaubenssätze, die sich auf ganz bestimmte Ereignisse und Situationen beziehen und die für Sie typisch sind. Relativieren Sie die Sinnhaftigkeit dieses Sorgentyps, der sich in spezifischen Situationen immer wieder bei Ihnen zeigt, mithilfe bestimmter Fragen und suchen Sie dann nach alternativen Handlungsmöglichkeiten, wie Sie das eigentliche Grundanliegen Ihrer Besorgtheit besser umsetzen können als durch die Ängste und Sorgen. Dies soll im Folgenden jeweils an *zwei konkreten Sorgen pro Sorgentyp* mithilfe bestimmter Fragen aufgezeigt werden.[27]

Sich-Sorgen-Machen ist ein positiver Persönlichkeitszug

Typische Beispiele: »Meine Ängste und Sorgen um meine Kinder zeigen, dass ich eine fürsorgliche Mutter bin«, »Meine Angst um den Gesundheitszustand meines Vaters drückt aus, wie sehr ich ihn liebe und dass ich ihn nicht verlieren möchte.«

Hilfreiche Fragen: Was sind neben den Vorteilen die Nachteile dieses Sorgentyps? Gibt es außer Besorgtheit noch andere Möglichkeiten, ein guter Mensch zu sein und Interesse und Fürsorge für andere zu zeigen? Was könnten Sie *tun*? Fühlen Sie sich schuldig, wenn etwas Schlimmes passiert, und Sie haben vorher gar nicht daran gedacht, dass etwas Schlimmes passieren könnte? Möchten Ihre Angehörigen, dass Sie sich so sehr um sie sorgen? Reagieren sie eher positiv oder eher negativ auf Ihre Ängste und Sorgen? Halten Ihre Angehörigen Ihre Besorgtheit für eine gute Eigenschaft? Gibt es »gute« und liebevolle Menschen ohne erhöhte Besorgtheit?

Sich-Sorgen-Machen hilft bei der Bewältigung von Problemen

Typische Beispiele: »Meine Besorgtheit über meine momentane Tätigkeit im Beruf hilft mir, mögliche Probleme rechtzeitig zu erkennen und zu beseitigen«, »Die Angst davor, dass im Urlaub etwas Schlimmes passieren könnte, hilft mir, mich auf alle möglichen Probleme gut vorzubereiten und nichts Wichtiges zu vergessen.«

Hilfreiche Fragen: Was sind neben den Vorteilen die Nachteile dieses Sorgentyps? Helfen Ihnen Ihre Ängste und Sorgen wirklich, wenn Sie vor einem großen Problem stehen? Welche konkreten Möglichkeiten und Problemlösungsstrategien außer Ängsten und Sorgen gibt es, um bestimmte Aufgaben und Probleme gut zu bewältigen? Was haben Sie im Leben schon erreicht ohne erhöhte Besorgtheit? Welche spezifischen Situationen konnten Sie wirklich nur mithilfe von erhöhter Besorgtheit erfolgreich bewältigen? Welche Beweise dafür gibt es, dass Sich-Sorgen-Machen tatsächlich die wirkungsvollste Strategie ist, etwas Bestimmtes zu erreichen? Gibt es Beispiele dafür, dass positive Ereignisse nur wegen Ihrer Ängste und Sorgen eingetreten sind? Haben Ängste und Sorgen in der Vergangenheit wirklich dazu geführt, dass Sie negative Ereignisse besser bewältigen konnten? Verbessert erhöhte Besorgtheit erfahrungsgemäß Ihre Leistungsfähigkeit? Ist die Angst als Folge Ihrer Besorgtheit hilfreich oder schädlich bei der Bewältigung konkreter Probleme? Kennen Sie Menschen, die bei der Bewältigung von Aufgaben und Problemen ohne jede Besorgtheit erfolgreich sind?

Sich-Sorgen-Machen erhöht die Motivation zum Handeln

Typische Beispiele: »Meine Angst vor schlechten Noten im Studium führt dazu, dass ich von Anfang an regelmäßig lerne und mich mehr anstrenge als die anderen«, »Meine Ängste und Sorgen um meine Gesundheit motivieren mich wieder zu regelmäßigem Sport und gesunder Ernährung, wenn ich hier einmal nachlässig sein sollte.«

Hilfreiche Fragen: Was sind neben den Vorteilen die Nachteile dieses Sorgentyps? Verbessert oder verschlechtert erhöhte Besorgtheit Ihre Leistungsmotivation? Wie sehr haben Ihnen Ängste und Sorgen zur Motivationssteigerung eher geschadet als genutzt? Wie können Sie sich ohne Ängste und Sorgen mehr motivieren? War in der Vergangenheit wirklich immer eine erhöhte Besorgtheit nötig, um die Motivation für eine Tätigkeit zu verbessern? Welche Möglichkeiten außer Besorgtheit nutzen andere Menschen, um ihre Ziele zu erreichen? Wie können andere Menschen erfolgreich sein, obwohl sie gar nicht so viele Ängste und Sorgen haben wie Sie?

Sich-Sorgen-Machen schützt vor negativen Emotionen und bösen Überraschungen

Typische Beispiele: »Meine Sorge, dass meine Beziehung in die Brüche gehen könnte, hilft mir, besser damit zurechtzukommen, wenn es tatsächlich einmal so weit kommen sollte, auch wenn derzeit alles gut läuft«, »Meine Angst davor, dass meine kranke Mutter sterben könnte, hilft mir, im Falle ihres Todes leichter darüber hinwegzukommen, auch wenn die Ärzte sagen, dass ihre Genesung gute Fortschritte macht.«

Hilfreiche Fragen: Was sind neben den Vorteilen die Nachteile dieses Sorgentyps? Wie verderben Sie sich durch Ihre Ängste und Sorgen in Bezug auf zukünftig mögliche oder zumindest nicht ausschließbare Katastrophen die Chancen in der Gegenwart? Können Sie Ihre Ängste aufgeben, sobald das gefürchtete Ereignis nach einer gewissen Zeit nicht eingetreten ist? Fühlen Sie sich ohne erhöhte Besorgtheit schuldig, wenn doch ein schlimmes Ereignis eintreten würde? Können Ängste und Sich-Sorgen-Machen Ihre Traurigkeit, Ihre Enttäuschung und Ihren Schmerz vermindern, wenn das gefürchtete Ereignis tatsächlich eintreten sollte? Gibt es bessere Methoden, mit Befürchtungen und unangenehmen Emotionen zurechtzukommen, als vorher ständig angsterfüllt darüber nachzudenken? Gibt es andere Möglichkeiten, Unsicherheit auszuhalten, als sich immer gleich das Worst-Case-Szenario vorstellen zu müssen?

Sich-Sorgen-Machen kann negative Ereignisse verhindern

Typische Beispiele: »Meine Sorge, mein Partner könnte eine Affäre haben, hat vielleicht bislang verhindert, dass es so weit gekommen ist«, »Meine Angst davor, in Neapel bestohlen oder überfallen zu werden, hat vielleicht bewirkt, dass dies im Urlaub nicht passiert ist.«

Hilfreiche Fragen: Was sind neben den Vorteilen die Nachteile dieses Sorgentyps? Bringt Ihnen ständiges Sich-Sorgen-Machen tatsächlich mehr Zuversicht angesichts der Unsicherheit der Zukunft? Können Ihre Ängste wirklich ein schlimmes Ereignis verhindern? Hängt der gute Ausgang wirklich von möglichst viel Sich-Sorgen-Machen ab? Neigen Sie aufgrund eines gewissen abergläubischen Denkens dazu, mit der Strategie des Sich-Sorgen-Machens ein Unglück verhindern zu wollen? Kommen Sie nur schwer mit der Hilflosigkeit zurecht, ein gefürchtetes Ereignis nicht verhindern zu können? Welche negativen Ereignisse konnten Sie bisher mithilfe Ihrer Ängste und Sorgen verhindern? Warum konnte Ihre ängstliche Besorgtheit bestimmte negative Ereignisse im Leben dennoch nicht verhindern? Können Sie sich auf etwas Schwieriges auch vorbereiten, ohne dass Sie sich vorher davor ängstigen und darüber Sorgen machen? Wie schaffen Sie dies ohne erhöhte Besorgtheit? Was können Sie, außer ständig Angst zu haben und besorgt zu sein, ganz konkret tun, um ein gefürchtetes Ereignis zu verhindern?

Entwickeln Sie einen anderen Umgang mit den gefürchteten negativen Folgen Ihrer Ängste und Sorgen

Die Überzeugung und Erfahrung, dass die Ängste und Sorgen unkontrollierbar sind, führt oft zur Furcht vor schlimmen körperlichen und psychischen Folgeerscheinungen. Im Mittelpunkt steht dann die *Besorgtheit über das Sich-Sorgen-Machen*. Menschen mit einer Generalisierten Angststörung befinden sich in einem *Dilemma:* Sie betrachten das Sich-Sorgen-Machen einerseits als positiv und fürchten sich andererseits im Laufe der Zeit immer mehr vor den schädlichen Auswirkungen ihrer Ängste auf ihre Person.

Die Furcht vor den negativen Folgen der Ängste und Sorgen ist für die Entstehung einer Generalisierten Angststörung oft entscheidender als die Annahme positiver Funktionen der Besorgtheit, weil dadurch die vorhandenen Ängste und Sorgen massiv erhöht werden. Es ist daher notwendig, eine grundsätzlich andere Einstellung zu den Ängsten und Sorgen zu bekommen.

Man kann anhand der gefürchteten negativen Folgen mindestens *drei Sorgenarten* unterscheiden, und zwar hinsichtlich Körper, Geist und Sozialstatus, denen man mithilfe bestimmter Fragen anders als bisher begegnen kann:[28]

1. Meine Ängste und Sorgen machen mich psychisch schwer krank
Typische Beispiele: »Die ständigen Ängste und Sorgen machen mich noch verrückt«, »Meine dauernden Ängste und Sorgen werden dazu führen, dass ich psychisch zusammenbreche.«

Hilfreiche Fragen: Wie stellen Sie sich das Verrücktwerden eigentlich vor: als Schizophrenie oder schwere Depression? Kennen Sie Menschen, die allein durch Befürchtungen wie die Ihren geisteskrank geworden sind? Wie haben Sie es bisher geschafft, trotz Ihrer ständigen Ängste und Sorgen psychisch nicht zusammenzubrechen? Was können Sie zukünftig ganz konkret tun, statt nur ängstlich zu grübeln?

2. Meine Ängste und Sorgen machen mich körperlich schwer krank
Typische Beispiele: »Wegen der ständigen Ängste und Sorgen bekomme ich sicher bald einen Herzinfarkt«, »Mein Körper kann die anhaltenden Ängste und Sorgen nicht mehr lange verkraften.«

Hilfreiche Fragen: Was sind Ihre schlimmsten Befürchtungen bezüglich schwerer körperlicher Erkrankungen? Wie erklären Sie sich, dass Sie bislang noch keine schwere körperliche Erkrankung bekommen haben? Glauben Sie wirklich, dass Sie allein aufgrund ständiger ängstlicher Besorgtheit, ohne dass irgendein anderer Risikofaktor vorliegt, eine schwere körperliche Erkrankung wie einen Herzinfarkt oder einen Schlaganfall bekommen können? Können Sie, unter Berücksichtigung der Tatsache, dass Sie mögliche gesundheitliche Probleme in der Zukunft nie völlig ausschließen können, ganz konkret etwas tun, damit es nicht tatsächlich zu einer Herz-Kreislauf-Erkrankung kommt?

3. Meine Ängste und Sorgen haben schlimme Folgen für meine soziale Situation
Typische Beispiele: »Bald wird mich keiner mehr mögen, weil ich mir ständig Sorgen mache«, »Irgendwann werde ich wegen meiner dauernden Ängste noch einen Fehler machen und deswegen den Job verlieren.«

Hilfreiche Fragen: Wie erklären Sie sich, dass es bislang noch nicht dazu gekommen ist? Was sind Ihre Fähigkeiten und positiven Eigenschaften, die trotz ständiger Besorgtheit Ihrer partnerschaftlichen, familiären und beruflichen Situation nicht geschadet haben?

Hinterfragen Sie abergläubische Denkmuster

Menschen mit einer Generalisierten Angststörung lassen sich oft von abergläubischem Denken und magisch anmutenden Verhaltensweisen leiten, die ihre Ängste und Sorgen langfristig enorm verstärken. Typisch sind folgende *vier abergläubische Denkmuster:*

1. Etwas zu befürchten, erhöht die Wahrscheinlichkeit, dass das Gefürchtete eintritt

Die Befürchtung negativer Ereignisse führt nach dieser Auffassung dazu, dass diese tatsächlich leichter eintreten. Man dürfe auf keinen Fall negativ denken. Als Beweis wird das Konzept der *sich selbst erfüllenden Prophezeiung* angeführt. Unbeirrbar positives Denken wird als (problematische) Strategie angesichts von möglichen Schwierigkeiten und Gefahren eingesetzt, ohne dass realistische Bedrohungen wahrgenommen und durch geeignete Maßnahmen bewältigt werden.

Hilfreiche Fragen: Was sind die Vor- und Nachteile dieser Strategie? Wie oft sind Ihre Befürchtungen im Laufe der Zeit eingetreten, weil Sie negativ gedacht haben? Können Sie durch eine konkrete Befürchtung tatsächlich ein bestimmtes Ereignis heraufbeschwören? Ist es nicht besser und einfacher, Ihre Befürchtungen zu akzeptieren und gleichzeitig alles zu tun, damit sich ein Erfolg einstellt? Ist Ihnen bewusst, dass nicht die Befürchtung an sich, sondern erst Ihr ineffizienter Umgang mit der gefürchteten Situation zu größeren Problemen führen kann? Sollten Sie nicht öfter ganz bewusst etwas Negatives vorhersagen, dann aber gleichzeitig alles tun, damit das eintritt, was Sie haben möchten? Möchten Sie angesichts von möglichen Ereignissen, auf die Sie keinerlei Einfluss haben (z. B. auf die Gesundheit Ihrer Eltern), zumindest einen negativen Einfluss verhindern, indem Sie nichts Schlimmes befürchten dürfen?

2. Etwas zu erhoffen, vermindert die Chance, dass es eintritt

Während Befürchtungen das Befürchtete angeblich wahrscheinlicher werden lassen, machen Hoffnungen das Erhoffte nach dieser Vorstellung unwahrscheinlicher – ein lähmendes gedankliches *Dilemma*, in dem sich die Betroffenen befinden! Man dürfe auf keinen Fall positiv denken, um nicht negativ überrascht zu werden. *Zweckpessimistisches Denken* (»Nur nichts beschreien!«) stellt den magischen Versuch dar, das Schicksal nicht zu sehr herauszufordern, um im Gegenzug doch den insgeheim erhofften erfolgreichen Ausgang zu erreichen.

Hilfreiche Fragen: Was sind die Vor- und Nachteile dieser Strategie? Wie oft hat der Wunsch nach einem bestimmten Ereignis dessen Eintritt tatsächlich verhindert? Ist Ihnen bewusst, dass die zweckpessimistische Beschäftigung mit Katastrophenszenarien Sie daran hindert, Ihre ganze Aufmerksamkeit auf die Erfolgschancen zu richten? Ist Ihnen bewusst, dass Sie mit Ihrem Versuch, durch Nicht-Hoffen das heimlich Gewünschte doch zu bewirken, letztlich auf magische Strategien der Vielleicht-doch-Beeinflussbarkeit setzen? Ein religiöser Mensch würde seine Grenzen akzeptieren und daher lieber beten.

3. Wenn im Leben alles besonders gut läuft, besteht die größte Gefahr, dass bald eine große Katastrophe passiert

Paradoxerweise können die schönsten Momente im Leben die größten Ängste und Sorgen auslösen. Die Betroffenen können Erfolgserlebnisse und erfreuliche Ereignisse, wie etwa Heirat, Geburt eines Kindes, beruflichen Aufstieg oder Einzug in das neue Haus, nicht genießen, weil sie denken, es könnte gerade nach der Hochphase der große Absturz kommen. Selbst auf die wunderbarsten Liebeserklärungen und die besten Werte bei einer Gesundheitsuntersuchung kann man mit der Befürchtung reagieren: »Wie lange noch?« Schließlich hat man etwas zu verlieren, was man vorher gehabt hat.

Hilfreiche Fragen: Hilft es Ihnen wirklich, sich im Moment der größten Freude bereits auf einen ebenso großen Schmerz vorzubereiten, auch wenn dieser derzeit höchst unwahrscheinlich ist? Haben Sie ein schlechtes Gewissen, die schönen Seiten des Lebens zu genießen, sodass Sie sich mögliche schlechte Zeiten gleichsam als Buße dafür vorstellen müssen? Leben Sie nach dem Motto: »Alles hat seinen Preis, man bekommt im Leben nichts geschenkt«?

4. Nimm lieber das Schlechte an, dann wird das Gute passieren

Sofern es sich nicht nur um Zweckpessimismus handelt, der zum Ziel hat, im Falle eines negativen Ereignisses nicht so enttäuscht sein zu müssen, weil man schon damit gerechnet hat, drückt die Strategie Nr. 4 eine stark *magische Denkweise* aus: Die abwehrende Furcht vor etwas Schlimmen soll dessen gutes Gegenteil herbeizaubern.

Hilfreiche Fragen: Gibt es hilfreichere Möglichkeiten, die Chancen auf einen guten Ausgang zu erhöhen? Möchten Sie wirklich dabei bleiben, bei Unsicherheit in Bezug auf die zukünftigen Geschehnisse immer das Schlimmstmögliche anzunehmen, damit Sie das Gute erwarten dürfen und dem Schicksal oder Gott gegenüber nicht als übermütig gelten?

Schritt 3
Erhöhung der Unsicherheitstoleranz: Lernen Sie, mit Unsicherheit besser umzugehen

Nutzen Sie Verhaltensexperimente, um unsichere Situationen besser tolerieren zu lernen

Kognitive Verhaltenstherapie bei Menschen mit einer Generalisierten Angststörung beruhte in der Vergangenheit einseitig auf der Methode der *Kognitiven Umstrukturierung*. An Ängste und Sorgen sollte durch eine Änderung der Denkmuster herangegangen werden, gemäß dem Spruch des griechischen Philosophen Epiktet: »Nicht die Dinge an sich sind es, die uns beunruhigen, sondern die Art und Weise, wie wir sie sehen.« Das Motto lautete: »Ändere deine Denkmuster, dann werden deine Ängste und Unsicherheitsgefühle vermindert.«

Kognitive Strategien, die primär an die Vernunft appellieren, sind jedoch bei Menschen mit einer Generalisierten Angststörung oft nicht ausreichend wirksam. Das ist verständlich: Die Betroffenen sehen sich als Individuum, das potenziell an Leib und Leben bedroht ist, und nicht als – statistisch gesehen – normalen Durchschnittsmenschen, dem eigentlich nichts passieren kann. Starke Gefühle von Angst lassen sich nicht mit Vernunftargumenten widerlegen oder auflösen. Das ist die Schwäche der sonst sehr hilfreichen Kognitiven Verhaltenstherapie.

Für Menschen, denen es von ihrer Persönlichkeit her schwerfällt, Unsicherheit und Restrisiko zu akzeptieren, wurden daher im Laufe der Zeit neue Behandlungsansätze entwickelt, die nicht beim Denken, sondern beim Verhalten, beim Abbau von Sicherheitsstrategien, bei der Vergegenwärtigung der den Ängsten zugrunde liegenden Bedürfnisse, bei der Art der Aufmerksamkeitslenkung sowie der Akzeptanz von Gefühlen ansetzen.

Manchmal ist es leichter, über *neue Verhaltensweisen* bestimmte Einstellungsänderungen zu erreichen, statt zu hoffen, dass sich durch Änderungen der Einstellungen automatisch auch gleich das Verhalten ändern wird. Manche Verhaltensweisen sind so fest eingeprägt, dass sie sich nicht so leicht durch Einstellungsänderungen modifizieren lassen. In diesem Fall ist es besser, direkt am *Verhalten* anzusetzen.

Bringen Sie daher den Mut zu bestimmten Verhaltensänderungen auf, indem Sie trotz geistig-psychischem und körperlichem Unwohlsein bestimmte *Experimente* wagen. Auf diese Weise entwickeln Sie eine bessere Toleranz von Unsicherheit und Restrisiko.

Unternehmen Sie verschiedene *Verhaltensexperimente* leichterer Art und gehen Sie dann zu schwierigeren Aufgabenstellungen über.

Einige *Beispiele* sollen Sie zu weiteren Übungen anregen:

- Treffen Sie eine Entscheidung bezüglich einer harmlosen Angelegenheit, ohne vorher Ihren Partner, Ihre Partnerin zu fragen.
- Unternehmen Sie eine kleine Reise, ohne vorher alles bis ins kleinste Detail zu planen.
- Gehen Sie in ein Lokal oder Café, in dem Sie noch nie waren, und bestellen Sie etwas, das Sie bislang noch nie probiert haben.
- Gehen Sie einmal ohne Liste in einem Supermarkt einkaufen.
- Gehen Sie in ein Restaurant oder in ein Kino, ohne vorher alle nur möglichen Informationen dazu einzuholen.
- Kaufen Sie sich ein interessantes Kleidungsstück, ohne zu wissen, ob es anderen Menschen gefallen wird.
- Handeln Sie einmal spontan in einer harmlosen Angelegenheit, ohne vorher lange darüber nachzudenken.
- Erledigen Sie eine Arbeit, ohne dreimal nachzukontrollieren.
- Lassen Sie als Mutter oder Vater Ihr Kind einmal etwas ausprobieren und eigene Erfahrungen machen, ohne eine Anleitung zu geben, wie man die Angelegenheit am besten bewältigen kann.
- Lassen Sie Ihren Partner, Ihre Partnerin oder Ihre Kinder einmal fortgehen, ohne sie daran zu erinnern, worauf sie achten sollen.
- Lassen Sie sich auf eine Aktivität ein, die Sie niemals vorher unternommen haben.
- Übernachten Sie einmal allein in Ihrer Wohnung, wenn Sie aus Angst vor Einbrechern schwer allein sein können.

Es handelt sich bei diesem Vorgehen um eine Art der *Konfrontationstherapie*, die sich bei Phobien als sehr wirksam erwiesen hat: Sagen Sie bei jedem Verhaltensexperiment voraus, was schlimmstenfalls passieren könnte, und überprüfen Sie danach, was tatsächlich eingetroffen ist. *Stellen Sie sich allem, was Sie derzeit aus Angst vermeiden*, um Erfolgserlebnisse zu haben, die Ihre Befürchtungen widerlegen.

Halten Sie alle Aufgabenstellungen in Ihrem Angst-und-Sorgen-Tagebuch fest und entwickeln Sie zahlreiche persönlich relevante Verhaltensexperimente. Tun Sie einmal so, »als ob«: als ob Sie keine Angst und keine Probleme mit derartigen Verhaltensweisen hätten, als ob Sie nur eine Schauspielerrolle spielen würden. Oder nehmen Sie sich andere Menschen zum Vorbild und ahmen Sie diese auf Ihre eigene, höchst persönliche Art und Weise nach. Tolerieren Sie dabei Ihr Unwohlsein angesichts eines gewissen Restrisikos – Sie müssen sich nicht den Druck machen, dass es Ihnen bei diesen Experimenten gut zu gehen hat.

Verzichten Sie auf Vermeidungs- und Sicherheitsstrategien

Vielen Menschen mit einer Generalisierten Angststörung fällt gar nicht auf, wie viele *Vermeidungs- und Sicherheitsstrategien* sie regelmäßig einsetzen, um mit Unsicherheit und Restrisiko einigermaßen zurechtzukommen, allerdings um den Preis, dass dadurch nur eine Scheinsicherheit geschaffen wird und die Abhängigkeit von derartigen Tricks und Hilfsmitteln immer größer wird.

Finden Sie heraus, welche Zusammenhänge zwischen einer bestimmten Situation bzw. Aufgabenstellung, Ihrer ängstlichen Besorgtheit und Ihrem Sicherheits- bzw. Vermeidungsverhalten bestehen. Analysieren Sie detailliert, wie Sie durch bestimmte Sicherheits- und Vermeidungsstrategien kurzfristig Ihre Ängste und Sorgen reduzieren, langfristig jedoch verstärken.

Angst überwinden können Sie nur, wenn Sie lernen, die Angst voll und ganz zuzulassen und ohne Tricks auszuhalten. *Der Weg aus der Angst führt durch die Angst hindurch!* Daraus ergibt sich der Ratschlag: Konfrontieren Sie sich mit Angst machenden Situationen. Bauen Sie in allen Lebensbereichen schrittweise Ihre Vermeidungs- und Sicherheitsstrategien ab, die langfristig Ihre ängstliche Besorgtheit aufrechterhalten.

Gehen Sie die Liste Ihrer Vermeidungs- und Sicherheitsstrategien (siehe Schritt 1) durch und beantworten Sie die folgenden Fragen: Welche kurzfristigen Vorteile und langfristigen Nachteile sind mit diesen Strategien verbunden? Welche Erleichterungen können Sie sich dadurch kurzfristig verschaffen? Was sind die schlimmsten negativen Folgen, wenn Sie Ihre Tricks und Kniffe beibehalten? Was können Sie gewinnen, wenn Sie bereit sind, ein wenig mehr Unsicherheit und Restrisiko zu ertragen? Wie wichtig ist es Ihnen, wieder spontan handeln zu können, ohne ständig über ein Restrisiko nachzudenken und mit mentalen Krücken zu leben?

Treffen Sie eine Entscheidung, welche der langfristig schädlichen Vermeidungs- und Sicherheitsstrategien Sie ab sofort und welche Sie erst zu einem späteren Zeitpunkt abbauen möchten. Entwickeln Sie einen ganz konkreten Plan zur konsequenten Umsetzung dieses Vorhabens.

Wiederholen Sie jedes Verhaltensexperiment mehrfach ohne Sicherheits- und Vermeidungsstrategien, um die Erfahrung zu machen, dass Sie sich auf Ihr Handeln verlassen können. Riskieren Sie einen kleinen Fehler oder suchen Sie eine unsichere Situation auf und vertrauen Sie darauf, dass Sie damit schon irgendwie zurechtkommen werden, ohne vorher lange darüber nachzudenken.

Es gilt heutzutage als erwiesen: Angststörungen werden, unabhängig von ihren Ursachen, vor allem durch ein ständiges Vermeidungs- und Sicherheitsverhalten aufrechterhalten, weil die Betroffenen keine positiven Erfahrungen mehr machen, sodass sie schließlich oft auch noch depressiv werden.

Akzeptieren Sie Unsicherheit als Teil des Lebens

Es gibt Strategien, die Ihnen helfen können, mit dem Thema Unsicherheit besser zurechtzukommen:

Erkennen Sie hinter Angst und Unsicherheitsgefühlen die Bedrohung Ihrer zentralen Werte und Grundbedürfnisse

Machen Sie sich bewusst, in wie vielen Situationen des Lebens Sie Unsicherheit problemlos akzeptieren können, und fragen Sie sich, warum Ihnen dies in anderen Bereichen derzeit überhaupt nicht gelingt. Sie werden erkennen, dass dies mit Ihrer Fixierung auf ganz bestimmte Restrisikofaktoren zusammenhängt, während Sie andere mögliche Probleme völlig ausblenden. Die *selektive Wahrnehmung* in Richtung Gefahr hängt mit Ihren momentanen Restrisikoszenarien zusammen, während Sie in anderen potenziellen Gefahrensituationen ohne langes Nachdenken davon ausgehen, dass schon nichts passieren wird.

Sie haben vielleicht Angst vor bestimmten Situationen wie die folgenden, lassen sich dann aber doch darauf ein, sonst könnten Sie Ihr Leben kaum bewältigen: Sie fahren etwa mit dem Auto, ohne daran zu denken, dass Sie jederzeit unverschuldet einen tödlichen Verkehrsunfall haben könnten. Sie gehen auswärts essen, ohne daran zu denken, welchen Erkrankungsmöglichkeiten Sie dadurch ausgesetzt sein könnten. Sie essen zu Hause Lebensmittel, ohne sich damit zu beschäftigen, wie viele schädliche Stoffe Sie dabei gleichzeitig zu sich nehmen. Sie betreiben vielleicht viel Sport, ohne daran zu denken, dass Sie sich dabei jederzeit eine Querschnittlähmung zuziehen könnten. Sie gehen auf unbekannte Toiletten, ohne alle möglichen Infektionsgefahren zu bedenken. Sie heiraten voll Freude, ohne an die hohe Wahrscheinlichkeit der Scheidung Ihrer Ehe zu denken.

Machen Sie sich bewusst, warum Sie gerade bei bestimmten Themen Unsicherheit nur schwer aushalten können. Sie werden erkennen, dass dies mit jenen *Wünschen und Grundbedürfnissen* zusammenhängt, die Ihnen gerade jetzt ganz besonders wichtig sind und deren Verwirklichung Sie im Moment bedroht sehen. Sie wünschen sich in der Schwangerschaft, dass Ihr Kind gesund zur Welt kommt. Sie hoffen, dass bei der medizinischen Untersuchung Ihrer Mutter aufgrund unklarer Beschwerden keine schwere Erkrankung festgestellt wird. Sie hoffen, dass Sie oder Ihre Frau nach dem Hausbau und der Aufnahme eines Kredits nicht arbeitslos werden, damit es keine Beziehungskrise gibt, weil Sie dann Ihr Haus verkaufen und wieder in eine Mietwohnung ziehen müssten.

Verschieben Sie die Beschäftigung mit Unsicherheit auf einen späteren Zeitpunkt
Lassen Sie sich durch Ihre Ängste, Sorgen und Unsicherheitsgefühle nicht von Ihrer momentanen Tätigkeit abhalten. Unterdrücken und verdrängen Sie Ihre Gedanken und Gefühle aber auch nicht, sondern lassen Sie diese durchaus zu, verschieben Sie die Sorgen jedoch auf einen ganz bestimmten, vorher festgelegten Zeitpunkt des Tages, an dem Sie bewusst eine *Sorgen-Viertelstunde* einlegen und dann alle Ängste und Sorgen in Ihrem Angst-und-Sorgen-Tagebuch festhalten. Bleiben Sie 15 Minuten ganz bei Ihren Unsicherheitsgefühlen und Restrisikoszenarien. Blicken Sie, bildlich gesprochen, Ihren Ängsten und Sorgen mutig ins Angesicht, ohne wegzuschauen, und lassen Sie alle aufkommenden Gefühle und körperlichen Zustände ohne Gegenwehr zu.

Wählen Sie ein bestimmtes Sorgenthema aus, das Sie derzeit ganz besonders quält, und schreiben Sie dazu eine *Sorgengeschichte*. Halten Sie Ihre diesbezüglichen Angstgedanken und inneren Horrorszenarien, die Sie den ganzen Tag schon sehr belastet haben, detailliert fest und finden Sie heraus, wohin Sie gelangen, wenn Sie Ihre Bilder und Vorstellungen ohne jede Zensur zulassen. Sie werden erkennen, dass es sich dabei entweder um ein reales Problem handelt, dessen Lösung Sie noch nicht gefunden haben, oder um ein zumindest unwahrscheinliches Problem, das Sie derzeit gar nicht lösen können, auch wenn Sie noch so lange darüber nachdenken.

Festgelegte Sorgenzeiten erleichtern es Ihnen, sich in Alltagssituationen so gut wie möglich auf das zu konzentrieren, was im Moment tatsächlich zu tun ist, weil Sie sich mit Ihren Ängsten und Sorgen ja zu gegebener Zeit ausführlich beschäftigen werden. Wenn Sie immer von denselben Ängsten und Sorgen beim Einschlafen gestört werden, sollten Sie sich mit diesen Ängsten und Sorgen einige Stunden vor dem Zubettgehen beschäftigen.

Sagen Sie bei realistischen Ängsten und Sorgen im Rahmen Ihres Lebensalltags voraus, was im schlimmsten Fall passieren wird, und überprüfen Sie später jedes einzelne gefürchtete Restrisiko daraufhin, ob es eingetreten ist oder nicht. 85 Prozent der möglichen Situationen und Ereignisse, vor denen wir Angst haben, treten laut einer Studie nicht ein, sondern finden einen guten Ausgang. Machen Sie sich bewusst: *Unsicherheit ist nur Unsicherheit, noch kein negativer Ausgang.*

Lenken Sie Ihre Aufmerksamkeit auf Ziele statt auf Probleme

Bei *Furcht* lenken wir unsere Aufmerksamkeit auf eine mögliche Bedrohung in der Gegenwart. Bei *Angst* und damit zusammenhängenden Unsicherheitsgefühlen lenken wir unsere ganze Aufmerksamkeit auf potenzielle Gefahren in der Zukunft, die derzeit gar nicht gegeben sind. Diese falsche Ausrichtung unserer Aufmerksamkeit führt bei Ängsten und Sorgen nach dem Motto »Was wäre, wenn …?« dazu, dass unsere Konzentration auf das, was wir eigentlich tun möchten, beeinträchtigt wird.

Menschen mit einer Generalisierten Angststörung haben eine *falsche Aufmerksamkeitslenkung,* meist sogar in vierfacher Hinsicht:
1. Sie konzentrieren sich einseitig auf das, was sie vermeiden möchten, statt auf das, was sie bestmöglich erreichen wollen.
2. Sie bleiben mit ihrer Aufmerksamkeit nicht im aktuellen Moment des Tuns, sondern gehen mental in die Zukunft und stellen sich vor, was im schlimmsten Fall passieren könnte.
3. Sie bleiben während des Tuns nicht in sich selbst, sondern stehen geistig gleichsam neben sich selbst und beurteilen selbstkritisch alles, was sie gerade erledigen, statt erst am Ende einer Tätigkeit eine Bewertung nach gut und weniger gut vorzunehmen.

4. Sie fühlen sich in Anwesenheit anderer Menschen – ähnlich wie Sozialphobiker – ständig unangenehm beobachtet und kritisch beurteilt, obwohl keiner etwas Negatives sagt, sodass sie sich während ihres Tuns in doppelter Weise beurteilt erleben: von sich selbst und von den anderen.

Die einseitige Aufmerksamkeitsausrichtung auf potenzielle Gefahren bewirkt bereits in der Gegenwart ein fundamentales Gefühl von Unsicherheit, wodurch das Gefühl einer diffusen Bedrohung in der Zukunft erst recht verstärkt wird, vor allem auch durch die körperliche Anspannung, die unser Gehirn als Zeichen einer unbestimmten Gefahr interpretiert.

Folgende *Ratschläge* können hilfreich sein:

- *Bleiben Sie geistig ganz in der Gegenwart,* im Hier und Jetzt bei dem, was Sie gerade tun und erreichen möchten, statt bei dem, was Sie um jeden Preis vermeiden oder verhindern wollen.
- *Lenken Sie Ihre Aufmerksamkeit mit allen Sinnen auf die Umwelt,* statt in ängstlicher Selbstbeobachtung zu verharren. Es geht dabei nicht darum, sich von unangenehmen Gedanken, Gefühlen und Körpersensationen abzulenken, sondern diese durchaus wahrzunehmen und ohne Kampf dagegen zuzulassen, während Ihre ganze Aufmerksamkeit auf das ausgerichtet ist und bleibt, was Sie gerade jetzt tun und erleben möchten. Sicherheit gibt Ihnen nicht der Ausschluss jeder Unsicherheit in der Zukunft, sondern das Gefühl, dass Sie in der Gegenwart das Bestmögliche tun, um auf eine unsichere Zukunft vorbereitet zu sein.
- *Entwickeln Sie ein anderes Verständnis von Selbstvertrauen und Selbstbewusstsein.* Ein Mensch mit einem gesunden Selbstvertrauen kann durchaus auch Unsicherheit, Zweifel und Angst haben, er traut sich aber dennoch zu, entsprechend seinen Möglichkeiten das Bestmögliche zu unternehmen, ohne vorher genau zu wissen, ob sein Handeln von Erfolg gekrönt sein wird.
- *Entwickeln Sie mehr Risikobereitschaft trotz Unsicherheit.* Halten Sie sich an den Spruch des römischen Philosophen Seneca: »Nicht weil die Dinge schwierig sind, wagen wir sie nicht, sondern weil wir sie nicht wagen, sind sie schwierig.«

Schritt 4
Problemlösungstraining: Entwickeln Sie Lösungsstrategien für reale Probleme

Grenzen Sie reale von unrealistischen Problemen ab

Sich-Sorgen-Machen ist ein geistiger Prozess, der aus zwei Teilen besteht: Einerseits geht es um die mentale Vorwegnahme möglicher negativer Ereignisse und deren Folgen in der Zukunft, andererseits um die Entwicklung wirksamer Problemlösungsstrategien in der Gegenwart, um auf konkrete Bedrohungsszenarien bestmöglich vorbereitet zu sein. In diesem Sinne ist eine erhöhte Besorgtheit angesichts von neuen, unsicheren oder ungewissen Situationen in der Gegenwart oder näheren bzw. ferneren Zukunft durchaus normal, ebenso die in der Folge davon aufkommende Erwartungsangst, was im schlimmsten Fall passieren könnte, wenn die Bedrohung nicht abwendbar wäre.

Ängstliche Besorgtheit wird erst dann zu einem großen Problem, wenn die Betroffenen im Prozess des Sich-Sorgen-Machens stecken bleiben, ohne konstruktive Problemlösungsstrategien angesichts von realen oder durchaus möglichen Gefahren zu entwickeln, oder wenn sie völlig unrealistische, rein hypothetische Bedrohungen konstruieren, angesichts derer sie gegenwärtig überhaupt nichts tun können.

Ständige übertriebene Sorgen sind als *missglückte Problemlösungsversuche* anzusehen, als eine Art Ersatz für die Ohnmacht, nichts unternehmen zu können, und haben nichts mit Planen oder Problemlösung zu tun, sondern behindern und verhindern echte Problemlösungsstrategien.

Unterscheiden Sie als Voraussetzung zur möglichst effektiven Problembewältigung zwischen jenen *zwei Arten von Sorgen*, die Sie bereits bei Schritt 1 kennengelernt und konkret definiert haben:
- *Produktive Sorgen:* Sorgen in Bezug auf reale oder in absehbarer Zeit tatsächlich mögliche Probleme, die konkrete Bewältigungsstrategien erfordern,

- *Unproduktive Sorgen:* Sorgen in Bezug auf unrealistische und höchst unwahrscheinliche Probleme, für die es keine oder zumindest derzeit keine konkreten Lösungsmöglichkeiten gibt.

Eine Anleitung mithilfe von *drei Fragen* kann Ihnen helfen, angesichts von »Was wäre, wenn …?«-Sorgen zwischen lösbaren und unlösbaren Problemen zu unterscheiden und konkrete Strategien zu entwickeln:[29]

Frage 1: Was ist Ihre momentane Sorge?
Definieren Sie Ihre Sorge in Bezug auf ein reales bzw. unrealistisches Problem möglichst konkret.

Frage 2: Können Sie angesichts dieser Sorge grundsätzlich etwas tun?
- *Bei Nein:* Akzeptieren Sie Ihre Hilflosigkeit und Unsicherheit in Bezug auf die Zukunft und lenken Sie Ihre Aufmerksamkeit auf andere Dinge, statt in unproduktivem Sich-Sorgen-Machen stecken zu bleiben.
- *Bei Ja:* Entwickeln Sie ganz konkrete Problemlösungsstrategien, wie Sie mit diesem Problem zurechtkommen könnten, und halten Sie diese auf einer Liste für die spätere Umsetzung fest.

Frage 3: Können Sie angesichts dieser Sorge im Moment etwas tun?
- *Bei Ja:* Entscheiden Sie sich für jene Problemlösungsstrategie, die Ihnen gegenwärtig am zielführendsten erscheint, und setzen Sie diese jetzt oder in der nächsten Zeit ganz konkret um. Wenn Sie diese Problemlösungsstrategie jedoch derzeit nicht anwenden möchten, egal aus welchem Grund, beenden Sie Ihr Sich-Sorgen-Machen und lenken Sie Ihre Aufmerksamkeit auf andere Dinge, statt darüber nachzugrübeln, warum Sie sich nicht entscheiden können und zumindest vorläufig lieber untätig bleiben möchten.
- *Bei Nein:* Beenden Sie Ihr Sich-Sorgen-Machen und lenken Sie Ihre Aufmerksamkeit auf andere Dinge – oder planen Sie, was Sie zu einem ganz bestimmten späteren Zeitpunkt tun möchten.

Ändern Sie Ihre negative Problemorientierung

Es reicht nicht, sich um gegenwärtig vorhandene oder in der näheren Zukunft wahrscheinliche bzw. zumindest mögliche Probleme nur zu sorgen und einen negativen Ausgang zu fürchten, das heißt in der *negativen Problemorientierung* stecken zu bleiben. Es geht vielmehr darum, ganz konkrete Strategien zu entwickeln, um aktuelle Schwierigkeiten zu bewältigen und drohende Gefahren abzuwenden, das heißt eine *positive und konstruktive Problemorientierung* zu entwickeln.

Menschen mit einer Generalisierten Angststörung haben aufgrund ihrer Unfähigkeit, Unsicherheit zu tolerieren, eine *negative Problemorientierung*, was eine wirksame Problemlösung erschwert. Sie bezweifeln aufgrund ihrer *Restrisikofixierung* ihre Kompetenz im Umgang mit aktuellen oder möglichen Problemen, obwohl sie grundsätzlich über ausreichende Problemlösungsfähigkeiten verfügen. Wenn anstehende Probleme nicht gelöst werden, stellen diese wiederum die Grundlage für weitere Sorgen und Befürchtungen dar.

Angesichts konkreter Aufgabenstellungen, möglicher Probleme und Bedrohungsszenarien gibt es letztlich nur *zwei Grundeinstellungen* (wenn Flucht und Vermeidung ausgeschlossen sind):

- *Hoffnung auf Erfolg*. Wir streben den Erfolg an und tun alles nur Mögliche, um die Erfolgswahrscheinlichkeit zu optimieren. Wir rechnen mit dem Erfolg; das erhöht unsere Motivation und Anstrengungsbereitschaft, aber auch unsere Toleranz für vorübergehende Fehler und Misserfolge.
- *Furcht vor Misserfolg*. Wir möchten einen Misserfolg unbedingt verhindern und tun alles nur Mögliche, um ein Restrisiko zu minimieren. Im negativen Fall führt die Überfokussierung auf Gefahr, Bedrohung und Scheitern zu einer verminderten Motivation und geringeren Anstrengungsbereitschaft. Die ständige Fixierung auf ein nicht tolerierbares Restrisiko, die mit einem Gefühl von unerträglicher Unsicherheit einhergeht, bewirkt eine unnötig starke geistige, psychische und körperliche Erregung, sodass unsere Leistungsfähigkeit dadurch erheblich vermindert wird oder gar zu rascherer Erschöpfung als sonst führt.

Gehören Sie eher zur Gruppe der Erfolgsorientierten oder zur Gruppe der Misserfolgsvermeider? Wie wirkt sich dies in Ihrem Leben aus?

Nutzen Sie konstruktive Problemlösungsstrategien

Sorgen über reale Probleme in der Gegenwart oder zumindest mögliche Schwierigkeiten in der nächsten Zukunft erfordern den Einsatz von ganz konkreten *Problemlösungsstrategien*, während Sorgen über unwahrscheinliche und unrealistische Probleme, die Sie derzeit gar nicht lösen können, ein ganz anderes Vorgehen notwendig machen.

Jede erfolgreiche Problemlösung umfasst zwei Aspekte:
1. *Konstruktive Problemorientierung.* Es geht darum, so gut wie möglich etwas ganz Bestimmtes zu erreichen, statt aufgrund einer negativen Problemorientierung ein unkalkulierbares Restrisiko unbedingt ausschließen zu wollen, um das unerträgliche Gefühl der Unsicherheit angesichts der Zukunft zu beseitigen.
2. *Wirksame Problemlösungsstrategien.* Fünf Aspekte sind wichtig:
   – *Definition des Problems.* Zentrale Fragen sind: Was ist das Problem? Was sind Teilprobleme? Handelt es sich um ein reales, derzeit lösbares Problem oder um ein unrealistisches, nicht lösbares Problem? Wann und wo tritt das Problem auf? Was verursacht das Problem? Wer ist daran beteiligt? Welche Umstände und Störfaktoren behindern die Problemlösung? Sammeln Sie alle relevanten Informationen und definieren Sie Ihr Problem möglichst konkret in einer Weise, dass es lösbar ist.
   – *Entwicklung von Zielen.* Zentrale Fragen sind: Was genau ist das Ziel? Was sind spezielle Teilziele? Wann ist das Problem gelöst? Setzen Sie sich klare, spezifische, realistische und überprüfbare Ziele. Zerlegen Sie größere Ziele in kleinere.
   – *Suche nach verschiedenen Lösungsmöglichkeiten.* Zentrale Fragen sind: Welche Möglichkeiten der Problembewältigung stehen Ihnen zur Verfügung? Welche Strategien sind prinzipiell denkbar? Wie würden andere Menschen das Problem lösen? Suchen Sie nach allen möglichen Lösungsstrategien, ohne diese vorschnell zu bewerten – eine Vorgangsweise, die als *Brainstorming* bekannt ist. Lassen Sie Ihren Zweifel zu, ob diese oder jene Vorgangsweise überhaupt funktionieren kann, halten Sie jedoch trotzdem alle Ihre Ideen zu Lösungsmöglichkeiten fest.
   – *Auswahl der zielführendsten Strategie.* Zentrale Fragen sind: Welche Vor- und Nachteile hat jede Strategie? Was sind die kurz- und langfristigen Konsequenzen? Wie hilfreich, zeitaufwendig und anforderungsreich ist jede Strategie? Welche Vorgangsweise ist angesichts der gegebenen Situation die aussichtsreichste und zielführendste? Finden Sie die drei besten Strategien heraus und entscheiden Sie sich anschließend für jene, die Ihnen im Moment die angemessenste zu sein scheint.

- *Umsetzung, Überprüfung und Optimierung der ausgewählten Strategie.* Zentrale Fragen sind: Wie lässt sich die gewählte Strategie Schritt für Schritt umsetzen? Wie zufriedenstellend ist die erzielte Problemlösung? Lässt sich noch etwas verbessern? Warum funktioniert die Vorgangsweise nicht so wie erhofft? Bewerten Sie das erreichte Ergebnis und suchen Sie im Bedarfsfall nach einer besseren Problemlösungsstrategie.

Halten Sie jeden Schritt der Problemlösung in Ihrem Angst-und-Sorgen-Tagebuch fest. Machen Sie sich bewusst: Sie sind trotz Generalisierter Angststörung durchaus in der Lage, konkrete Probleme zu lösen. Sie müssen nicht erst lernen, wie man erfolgreich Probleme bewältigt. Das haben Sie in Ihrem Leben schon oft bewiesen, wenn es darauf angekommen ist. Es reicht, wenn Sie sich einerseits um eine konstruktive Problembewältigung bemühen und andererseits das Faktum eines gewissen Restrisikos und die damit verbundene Unsicherheit und Fehleranfälligkeit Ihres Handelns akzeptieren. Sie können trotz großer Besorgtheit und Ängstlichkeit durchaus erfolgreich sein, wenn Sie angesichts möglicher Probleme jene Ziele verfolgen, die Ihnen aufgrund Ihrer Werte und Lebenseinstellung wichtig sind. Bei Fixierung auf ein Restrisiko kann die damit verbundene geistig-psychische und körperliche Übererregung die Problemlösung erschweren.

Überprüfen Sie, was die Umsetzung einer konstruktiven Problemlösung erschwert. Typisch sind folgende Schwierigkeiten:

- *Negative statt konstruktive Problemorientierung.* Wie sehr möchten Sie einen Fehler verhindern oder ein Restrisiko ausschließen? Angesichts neuer oder unerwarteter Situationen sollten Sie Ihre ganze Energie auf die erfolgreiche Bewältigung des Problems konzentrieren, statt auf den Ausschluss eines Restrisikos. Angesichts von realen oder möglichen Problemen ist es nicht notwendig, stets positiv zu denken, wie viele Menschen glauben. Es reicht völlig, realistisch zu überlegen, was in der konkreten Situation möglich ist. Warum können Sie die Probleme anderer Menschen oft viel besser lösen als Ihre eigenen? Weil hier eine größere Distanz und eine geringere emotionale Betroffenheit vom Problem bestehen, sodass eine konstruktive Problemlösung leichter gelingt. Sie können leichter zielorientiert und erfolgreich handeln, wenn Sie nicht ständig emotional übererregt sind durch die Fixierung auf ein Restrisiko, das Sie nicht akzeptieren können.
- *Unklare oder weit überhöhte Zielvorstellungen.* Wollen Sie »besser« sein, ohne genau zu wissen, was dies bedeutet? Definieren Sie Ihre

Ziele so konkret, dass Sie daraus bestimmte Handlungsanweisungen zu deren Erreichung entwickeln können.
- *Eingeschränkte Suche nach Lösungsmöglichkeiten.* Steht vor allem die Vermeidung eines Fehlers oder die Abwehr einer möglichen Gefahr im Mittelpunkt? Wenden Sie sich vorschnell an eine Vertrauensperson, die das Problem lösen soll? Dann entwickeln Sie im Rahmen eines Brainstormings möglichst viele Strategien, wie Sie konkrete Probleme bewältigen und Ihre Ziele erreichen können, ohne dass Sie sich durch Angst machende Bedrohungsszenarien in Ihren Handlungsmöglichkeiten einschränken lassen.
- *Schwierigkeiten, eine Entscheidung für eine bestimmte Strategie zu treffen.* Haben Sie Angst davor, die falsche Entscheidung zu treffen? Schieben Sie deswegen die Entscheidung hinaus, sodass das Problem dadurch noch größer wird? Tendieren Sie dazu, stets neue Informationen zu sammeln, statt endlich einmal eine Entscheidung zu treffen? Neigen Sie zu einer impulsiven Problemlösung, weil Sie längere Unsicherheit nur schwer aushalten? Möchten Sie alle Probleme gleichzeitig lösen, weil Sie unklare Situationen nicht ertragen können? Überlegen Sie gut und treffen Sie die klare Entscheidung, ein ganz bestimmtes Ziel zu erreichen, statt durch Hinausschieben einen Fehler zu vermeiden.
- *Mangelnde Erfolgserlebnisse bei der Überprüfung der eingesetzten Strategie.* Haben sich Ängste und Sorgen blockierend auf Ihr Handeln ausgewirkt? Waren die Ziele zu hoch oder nicht spezifisch genug? Können Sie mit dem unter den gegebenen Umständen bestmöglichen Ergebnis nicht zufrieden sein, weil Sie nach der perfekten oder einzig richtigen Lösung gesucht haben? Definieren Sie Ihre Ziele so anschaulich und überprüfbar, dass Sie danach eindeutig aufgrund Ihres Handelns einen Erfolg oder aufgrund bestimmter Fehler einen Misserfolg feststellen können.

Verbessern Sie Ihren Umgang mit Stress

Eine Generalisierte Angststörung tritt in stärkerer Ausprägung auf, wenn die Betroffenen mit Stress nicht angemessen umgehen können. *Belastender Stress* entsteht oft nicht durch die Aufgaben und die Situationen an sich, sondern zum einen durch das subjektive Gefühl, dass die eigenen Fähigkeiten und Ressourcen zum gegenwärtigen Zeitpunkt dazu nicht ausreichen, und zum anderen durch den unerbittlichen Anspruch, die gesteckten Ziele dennoch mit allen Mitteln unbedingt erreichen zu müssen.

Folgende *Ratschläge* können Ihnen helfen, mit unnötigem, selbstgemachtem Stress besser zurechtzukommen:

1. *Geben Sie Verantwortung ab.* Delegieren Sie bestimmte Aufgabenstellungen an Familienglieder oder Arbeitskolleginnen.
2. *Grenzen Sie sich ab und sagen Sie öfter Nein.* Sagen Sie mehr Ja zu Ihren eigenen Wünschen und Bedürfnissen und damit indirekt Nein zu den ständigen Forderungen vonseiten anderer.
3. *Verzichten Sie auf Multitasking und halten Sie einen Zeitplan ein.* Erledigen Sie Aufgabenstellungen nacheinander auf der Basis eines bestimmten Zeitplans, anstatt alles gleichzeitig zu machen.
4. *Setzen Sie Prioritäten.* Erstellen Sie eine Aufgabenliste für den Tag sowie für die ganze Woche und sortieren Sie alle Aufgaben nach ihrer Dringlichkeit. Treffen Sie dann die Entscheidung, was Sie zuerst und was Sie später erledigen möchten. Setzen Sie vor allem auch fest, was Sie am ehesten verschieben können.
5. *Verzichten Sie auf Perfektionismus und tolerieren Sie Fehler.* Vermindern Sie Ihr überhöhtes Anspruchsniveau und Ihre Angst vor Kritik von anderen Menschen, aber auch von Ihnen selbst. Sie sind wahrscheinlich selbst Ihr schärfster Kritiker, Ihre gnadenloseste Kritikerin, sodass eine bestimmte Kritik Sie besonders dann schmerzvoll trifft, wenn Sie mit der Erledigung einer Sache selbst sehr unzufrieden sind. Der Weg zum Burn-out entsteht nicht selten aufgrund von Überforderung durch den Druck, den man sich selbst macht, und nicht nur durch den, der vonseiten der Umwelt ausgeübt wird.
6. *Lernen Sie einen konstruktiven Umgang mit realem oder gefürchtetem Versagen.* Verbinden Sie Ihren Wunsch, möglichst gut sein zu wollen, mit der Erlaubnis, dabei auch Fehler machen und durch Versuch und Irrtum lernen zu dürfen. Lesen Sie im Falle von ausgeprägten Versagensängsten mein Buch »Die Angst zu versagen und wie man sie besiegt«[30].

Schritt 5
Angst-und-Sorgen-Konfrontation: Spielen Sie Angstsituationen gedanklich bis zum Ende durch

Aus Angstgedanken und »Was wäre, wenn ...?«-Sorgen bildliche negative Zukunftsvorstellungen entwickeln

Sie wissen es bereits aus diesem Buch und wohl auch aus langjähriger persönlicher Erfahrung: Aufkommende »Was wäre, wenn ...?«-Gedanken in bildlicher Form mental durchzuspielen, macht Angst, weil das gewöhnlich zu Horrorszenarien führt. *Lebhafte Bedrohungsvorstellungen* aktivieren im limbischen System, unserem »Säugetierhirn«, den sogenannten *Mandelkern* (Amygdala), der eine Kampf-Flucht-Reaktion auslöst, bis hin zu Panikattacken. Unser inneres Alarmsystem arbeitet in Form von Bildern, unser spezifisch menschliches Gehirn, das Frontalhirn, dagegen in Form von Sprache und Nachdenken.

Menschen mit einer Generalisierten Angststörung möchten konkretbildhafte Vorstellungen von gefürchteten Situationen wegen der damit verbundenen emotionalen und körperlichen Belastung entweder vermeiden bzw. unterdrücken, oder sie versuchen, sie durch weniger ängstigende verbale Methoden, nämlich ständiges Sich-Sorgen-Machen, zu entschärfen. Derartige Strategien sind langfristig ebenso wenig hilfreich wie das Bemühen, angesichts von immer wieder auftauchenden Restrisikoszenarien ständig positiv denken zu wollen.

Die Betroffenen müssen vielmehr lernen, die gemiedenen Angst machenden Bilder voll und ganz zuzulassen, ohne ständig dagegen anzukämpfen, um sie auf diese Weise zu bewältigen. Das gilt nicht nur für Ängste und Sorgen in Bezug auf alltägliche Probleme und durchaus mögliche Situationen, sondern vor allem auch für Ängste und Sorgen in Bezug auf völlig unwahrscheinliche Probleme und extrem seltene Situationen.

Viele Menschen mit einer Generalisierten Angststörung beschäftigen sich bevorzugt mit »Was wäre, wenn ...?«-Restrisikoszenarien, obwohl sie wissen, dass sie diesbezüglich im Hier und Jetzt nichts Bestimmtes tun können. Dies hängt vor allem damit zusammen, dass es bei den schlimmsten Horrorvorstellungen um die Bedrohung der zentralen Lebenswerte, der wichtigsten Bedürfnisse und größten Wünsche im Leben geht. Die Betroffenen befinden sich in einem sehr belastenden Dilemma: Ihr Denken kreist ständig um Worst-Case-Szenarien, sie können diese aber keinesfalls als bildhafte Vorstellungsinhalte zulassen, weil sie dadurch vermeintlich unerträglich große Angst bekommen würden.

Die verhaltenstherapeutische Vorgangsweise zur Bewältigung von durchaus realistischen, aber auch von sehr unwahrscheinlichen oder gar völlig irrealen Ängsten und Sorgen besteht in einer intensiven Angst-und-Sorgen-Konfrontation (Fachausdruck: »Sorgen-Konfrontation« – ich verwende beide Begriffe parallel). Als Vorbereitung darauf sollen die Betroffenen in ihrem Angst-und-Sorgen-Tagebuch jeden belastenden Angstgedanken und jede »Was wäre, wenn ...?«-Sorge in ein kurzes *»Was wäre, wenn ...?«-Film-Drehbuch* umwandeln, und zwar mit dem Höhepunkt eines ganz konkreten schlimmen Ausgangs, den sie auf keinen Fall in der Realität erleben möchten.

Im Rahmen einer Verhaltenstherapie lernen Menschen mit einer Generalisierten Angststörung, ihre Angst-und-Sorgen-Gedanken ganz bewusst zu sehr detaillierten Angst-und-Sorgen-Film-Drehbüchern auszugestalten, die ihnen dann ihre Psychotherapeutin während der Sitzung so lange laut vorliest, bis ihre Angst und Erregung nach einem Höhepunkt auf ein erträgliches Ausmaß absinkt – oder auch nicht! Denn eine Garantie gibt es dafür nicht. Diese Hoffnung wird zwar bei den Betroffenen genährt, doch bislang fehlen hinreichende Wirksamkeitsstudien bzw. diese sind als unzureichend einzuschätzen.

Im Folgenden werden einige typische Beispiele für Angst-und-Sorgen-Gedanken und die entsprechenden Film-Drehbücher mit den zentralen Inhalten in Kurzfassung aufgeführt.

Angst-und-Sorgen-Gedanke	Angst-und-Sorgen-Film-Drehbuch in Kurzfassung
»Ich befürchte, dass ich bald meine Arbeit verliere und dann alles ganz schrecklich wird!«	Der Personalchef meiner Firma verkündet mir: »Aus Kostengründen müssen wir älteren und teureren Mitarbeitern leider kündigen, auch Ihnen trotz Ihrer guten Arbeitsleistung.«
»Ich mache mir Sorgen, dass meine 17-jährige Tochter von ihrem Freund schwanger werden könnte!«	Unsere Tochter kommt nach Hause und sagt mir Folgendes: »Ich bin seit sechs Wochen schwanger. Was soll ich tun? Das Kind bekommen oder eine Abtreibung machen lassen? Würdest du mir helfen und auf das Kind aufpassen? Dann könnte ich weiter in die Schule gehen und das Abitur machen.«
»Ich habe Angst davor, schwer krank zu werden und zu sterben!«	Im Krankenhaus erfahre ich, dass ich wegen einer schweren Krebserkrankung nur noch maximal zwei Jahre zu leben habe und dass außer ein bis zwei Operationen nichts mehr für mich getan werden kann.
»Ich mache mir solche Sorgen, dass mein Sohn mit dem Motorrad verunglücken könnte!«	Ein Polizist kommt nach Hause und sagt: »Ihr Sohn ist mit seinem Motorrad unverschuldet in einen schweren Unfall geraten und war auf der Stelle tot.«
»Ich befürchte, dass mein Mann eine Freundin hat!«	Mein Mann kommt nach Hause und teilt mir mit: »Ich habe seit einem Jahr eine Freundin. Ich will mich von dir trennen.«

Maximale Sorgen-Konfrontation – eine verhaltenstherapeutische Methode

Bei einer *Angst-und-Sorgen-Konfrontation* geht es um folgende Ziele:
- Die Betroffenen sollen lernen, auf das Energie raubende Unterdrücken von Angstgedanken und »Was wäre, wenn …?«-Sorgen zu verzichten und durch die lebendig-bildhafte Vergegenwärtigung des gefürchteten Katastrophen-Szenarios im Hier und Jetzt eine intensive

emotionale Konfrontation mit den entsprechenden Angstinhalten erleben. Im Laufe der Zeit soll dadurch eine *Gewöhnung* (Habituation) im Sinne einer verminderten Angstreaktion eintreten.
- Die Betroffen sollen durch eine Sorgen-Konfrontation die Erfahrung machen, dass sie trotz hoher emotionaler Belastung nicht verrückt werden, nicht psychisch zusammenbrechen und nicht die mentale Kontrolle verlieren. Durch ein derartiges Lernen auf der mentalen Ebene werden die *Sorgen über das Sich-Sorgen-Machen*, das heißt die krankmachenden Sorgen über die psychischen und körperlichen Folgen der ständigen ängstlichen Besorgtheit, reduziert.
- Im Fall von ausgeprägten magischen Denkmustern sollen die Betroffenen durch eine Sorgen-Konfrontation im Laufe der Zeit die Erfahrung machen, dass die bewusste Vorstellung schlimmer Ereignisse diese nicht im Sinne einer sich selbst erfüllenden Prophezeiung wahrscheinlicher macht.

Als Verhaltenstherapeut bin ich von der Wirksamkeit der Methode der Sorgen-Konfrontation in ganz bestimmten Fällen aufgrund meiner therapeutischen Erfahrungen voll und ganz überzeugt. Machen Sie eine derartige Sorgen-Konfrontation jedoch nicht im Alleingang, wenn Sie weder die Sinnhaftigkeit einsehen noch die psychische Stärke für eine derartige emotional sehr belastende Methode aufweisen. Überfordern Sie sich also nicht mit bzw. bei einer Sorgen-Konfrontation in der Selbstbehandlung. Suchen Sie lieber eine kompetente Psychotherapeutin auf, die mit Ihnen klären wird, ob eine derartige Vorgangsweise in Ihrem Fall sinnvoll ist.

Es gibt zur Selbstbehandlung von emotional sehr belastenden Katastrophenvorstellungen mittlerweile auch eine Alternative: Nach dem Konzept der *Achtsamkeit*, wie es bei Schritt 6 ausführlich dargestellt wird, werden Angst- und Horrorszenarien nicht in Form der Angst-und-Sorgen-Konfrontation bewusst und konkret visualisiert und bis zum versprochenen Angstabfall immer wieder durchgespielt, sondern wie vorbeiziehende Wolken betrachtet. Anstatt sich vorzustellen, dass sich – bildlich gesprochen – die Wolkenberge bedrohlich auftürmen und es zu einem heftigen Unwetter mit Überschwemmungen, Blitz und Donner kommt, beobachtet man, wie die Wolken zum Horizont wandern und bald danach wieder die Sonne scheint.

Die Befürworter der Sorgen-Konfrontation begründen die Wirksamkeit dieser Methode mit dem Wirkmechanismus der *Gewöhnung* (Habituation) an die Angst machenden bildhaften Vorstellungsinhalte – ähnlich wie in der Vergangenheit im Rahmen der verhaltenstherapeutischen

Behandlung von Menschen mit einer Agoraphobie die Wirksamkeit der sogenannten *massierten Konfrontationstherapie* (Flooding) ebenfalls auf die Habituation und die mit ihr einhergehende abfallende Angstreaktion bei längerer und intensiver Konfrontation zurückgeführt wurde.[31]

Kritische Anmerkungen zur Methode der Sorgen-Konfrontation

Folgende Kritikpunkte sind in Bezug auf die verhaltenstherapeutische Methode der Sorgen-Konfrontation zu nennen:
- Bei einer Sorgen-Konfrontation in der klinischen Praxis wird in der Regel nicht berücksichtigt, dass die verschiedenen Vorstellungsinhalte mit einem völlig unterschiedlichen Ausmaß an emotionaler Belastung einhergehen. Eine mentale Konfrontation mit häufigen Alltagsängsten und -sorgen – etwa mit schlechten Noten des Kindes in der Schule, einem gravierenden Fehler am Arbeitsplatz oder einem massiven partnerschaftlichen oder familiären Konflikt – ist für die Betroffenen viel leichter möglich als die bildhafte Vorstellung von Situationen, die, wenn sie in der Realität geschehen würden, viel gravierendere emotionale Probleme bis hin zu Traumatisierungen auslösen könnten, wie dies bei tödlichen Arbeits- oder Freizeitunfällen, lebensbedrohlichen Erkrankungen von Familienmitgliedern, schlimmen Naturkatastrophen oder bei Gewaltverbrechen wie Überfall, Vergewaltigung oder Terrorattacken der Fall ist.
- Die Methode der Sorgen-Konfrontation kann meines Erachtens nicht bei jeder Art von »Was wäre, wenn ...?«-Befürchtungen, unabhängig von den jeweiligen Inhalten und emotionalen Belastungen, angewandt werden, sondern bedarf einer genauen Einzelfallanalyse und einer verantwortungsbewussten Abwägung aller Vor- und Nachteile. Laut Konzept soll eine Sorgen-Konfrontation vor allem bei jenen Ängsten und Sorgen eingesetzt werden, die überzogen und kaum wahrscheinlich sind oder die sich auf gegenwärtig nicht lösbare Probleme beziehen, wie etwa eine Privatinsolvenz, eine Langzeitarbeitslosigkeit, eine lebensbedrohliche Erkrankung, ein schwerer Unfall mit bleibender Behinderung, ein Todesfall oder eine Massenepidemie. Ob derartige mentale Konfrontationsübungen im Einzelfall hilfreich sind, hängt letztlich von der Sichtweise und der Befindlichkeit der Betroffenen ab.

- Bei Ängsten in Bezug auf unwahrscheinliche, aber dennoch nie sicher auszuschließende schreckliche Ereignisse – wie etwa eine lebensbedrohliche Erkrankung, der Verlust naher Angehöriger, ein tödlicher Verkehrsunfall, ein furchtbarer Terroranschlag oder gar eine weltweite Atomkatastrophe mit verheerenden Folgen für die ganze Menschheit – hilft keine Sorgen-Konfrontation. Hier gibt es keine wirksamen Problemlösungsstrategien außer der Bereitschaft, diese Ereignisse zu akzeptieren, wenn sie auftreten sollten. Mit genau dieser Einstellung reisen viele Menschen trotz einer gewissen Angst und inneren Unruhe in jene Städte und Länder, in denen es schon schlimme Terrorakte gegeben hat, ohne dass sie sich, wie Menschen mit einer Generalisierten Angststörung im Rahmen einer Sorgen-Konfrontation dies tun sollen, vorher ganz konkret vorstellen, wie sie Opfer eines Selbstmordattentats werden könnten und ihre Heimreise nur noch im Sarg stattfinden würde.
- Das Konzept der *Habituation* als zentraler Wirkmechanismus bei der Angstbewältigung wird seit einiger Zeit sehr kritisch bewertet, wie auch in meinem Buch »Wenn Platzangst das Leben einengt. Agoraphobie bewältigen. Ein Selbsthilfeprogramm«[32] nachzulesen ist. Die Bewältigung von Ängsten und Sorgen ist vielmehr auch ohne Habituation möglich. Es reicht allein die Bereitschaft, Angst, Furcht und Panik ohne ständigen Kampf dagegen zuzulassen – im Interesse der fundamentalen Lebenswerte und der daraus abgeleiteten konkreten Ziele für den Lebensalltag. Wer den Gedanken an den eigenen Tod zulässt, kann z. B. eine schwerkranke Angehörige im Krankenhaus besuchen oder am Begräbnis eines Freundes teilnehmen. Zur Überwindung eines Vermeidungsverhaltens, das aufgrund der Angst vor dem Tod auftreten könnte, reicht es völlig aus, sich seine Werte und Ziele vor Augen zu halten, nämlich einem lieben Verstorbenen die letzte Ehre erweisen zu wollen. Es ist also nicht nötig, ein langwieriges Habituationstraining in Bezug auf Friedhöfe und Krankenhäuser zu machen.
- An bestimmte Horrorszenarien kann und muss man sich auch nicht mithilfe der Sorgen-Konfrontation bis zur mentalen und emotionalen Tolerierbarkeit gewöhnen, wie etwa an eine Vergewaltigung oder einen Raubmord, einen Flugzeugabsturz zusammen mit der ganzen Familie, ein grauenhaftes Selbstmordattentat, eine furchtbare Naturkatastrophe, eine Krankheitsepidemie mit Tausenden von Toten oder einen Atomkrieg. Die *ethischen Grenzen* einer derartigen Sorgen-Konfrontation wurden in der Fachliteratur bislang merkwürdigerweise

nicht diskutiert. Es mag zwar grundsätzlich therapeutisch hilfreich sein, »Was wäre, wenn ...?«-Horrorszenarien und die damit verbundenen Ängste bewusst zuzulassen und zu akzeptieren, wenn sie unbewusst ohnehin ständig präsent sind und oft schon in Form psychosomatischer Symptome zum Ausdruck gelangen. Es ist jedoch nicht in jedem Fall therapeutisch angezeigt, eine länger dauernde massierte mentale Konfrontation mit den schlimmsten Horrorvorstellungen anzustreben und dabei auf eine anschließende Habituation im Sinne eines Angstabfalls zu hoffen.

- Die lebendig-bildhafte Vorstellung von etwas, was man nicht einmal in seinen schlimmsten Träumen erleben möchte, kann im Gedächtnis durchaus ähnlich stark abgespeichert werden und sich in die Hirnstrukturen einprägen, wie dies bei einem realen Trauma in der Vergangenheit der Fall ist. »Die Macht der inneren Bilder« wurde von Hirnforschern wie Gerald Hüther[33] eindrucksvoll aufgezeigt. Die schlimmsten Horrorvorstellungen, die bei einer Sorgen-Konfrontation evoziert werden, können möglicherweise traumatisierend statt heilsam sein, zumindest bei Menschen, die ohnehin bereits unter schweren psychischen Problemen leiden. Dieser Umstand spricht jedoch nicht grundsätzlich gegen den verantwortungsvollen Einsatz der Sorgen-Konfrontation im Rahmen einer Psychotherapie oder bei Menschen, die aufgrund ihrer psychischen Stärke zu einer entsprechenden Selbstbehandlung bei ganz bestimmten Ängsten und Sorgen in der Lage sind.

Aufgrund der angeführten Punkte lässt sich in Bezug auf die Methode der Sorgen-Konfrontation aus meiner Sicht Ähnliches feststellen wie bei der Selbstbehandlung einer Agoraphobie: Den meisten Betroffenen ist eine gestufte Konfrontation mit gefürchteten Situationen zu empfehlen und nur psychisch sehr stabilen Personen eine massierte Konfrontationstherapie (Flooding).

Im Rahmen einer Selbstbehandlung von ausufernden »Was wäre, wenn ...?«-Befürchtungen ist also grundsätzlich ein sanfteres Vorgehen ratsam, als dies im Rahmen einer kompetent durchgeführten Verhaltenstherapie und in der Begleitung eines erfahrenen Psychotherapeuten möglich ist. Ich verzichte hier bewusst auf eine Anleitung zur Selbstbehandlung, weil diese zwar für die einen möglicherweise hilfreich, für die anderen aber schädlich wäre.

Sorgen-Konfrontation – vergegenwärtigen Sie sich die Bedrohung Ihrer zentralen Werte

Das Ziel der Angst-und-Sorgen-Konfrontation besteht meines Erachtens nicht primär darin, dass Sie Ihre Ängste und Sorgen durch mentale Konfrontation mit daraus folgender Gewöhnung (Habituation) besser als bisher aushalten lernen, sondern dass Sie sich vor allem Ihrer *zentralen Werte und Bedürfnisse* bewusst werden, die durch Ihre ständigen Angstgedanken und »Was wäre, wenn …?«-Sorgen bedroht erscheinen. Hinter unseren größten Ängsten und Sorgen stehen, wie schon erwähnt, unsere größten Wünsche, Bedürfnisse und Werte. Halten Sie sich diesen Umstand vor Augen, dann können Sie Ihre Ängste und Sorgen leichter akzeptieren als bisher, was Ihnen dabei helfen kann, weniger in einen krankheitswertigen Zustand zu geraten.

Nehmen Sie eine *Kategorisierung Ihrer Ängste und Sorgen* nach folgenden fünf Bedrohungsszenarien vor, und Sie werden erkennen, dass die meisten Ihrer unkontrollierbaren Ängste und Sorgen mit der *Bedrohung Ihrer Grundbedürfnisse* zu tun haben:
1. *Bedrohung von Leib und Leben.* Typische Angstgedanken: »Ich habe Angst davor, lebenslang psychisch beeinträchtigt zu sein, körperlich schwer krank zu werden, vielleicht sogar bald sterben zu müssen.«
2. *Bedrohung der wirtschaftlichen Existenz.* Typische Angstgedanken: »Ich mache mir Sorgen, dass ich meinen Job verliere, meine Firma in Konkurs geht, ich meinen Kredit für das Haus nicht zurückzahlen kann, eine neuerliche schwere Bankenkrise oder gar noch eine schlimmere Weltwirtschaftskrise als zuletzt auftreten wird.«
3. *Bedrohung der sozialen und gesellschaftlichen Geborgenheit.* Zentrale Angstgedanken: »Ich habe Angst davor, dass meine Beziehung scheitert, meine Eltern sterben, mein Kind schwer krank wird, mein Partner durch einen Unfall ums Leben kommt, meine Freunde nicht mehr hinter mir stehen, meine familiäre und soziale Geborgenheit durch negative gesellschaftliche Veränderungen bedroht sind.«
4. *Bedrohung des Selbstwerts und der individuellen Leistungsfähigkeit.* Zentrale Angstgedanken: »Ich befürchte, dass ich im Beruf versagen werde, im Privatleben nicht mehr genug leisten kann und meine Fürsorgefähigkeit für meine Familie dann infrage gestellt ist, dass ich aufgrund von Fehlern keine soziale Anerkennung mehr bekommen werde, meine Selbstachtung dann völlig verloren geht.«
5. *Bedrohung der Selbstbestimmung und der Situationskontrolle.* Zentrale Angstgedanken: »Ich habe Angst davor, in einem Aufzug stecken zu

bleiben und dann nicht hinaus zu können. Ich mache mir Sorgen, dass ich im Flugzeug, wenn ich angeschnallt sein muss, eine Panikattacke bekomme und mich dann nicht bewegen kann, um die innere Anspannung abzubauen.«

Lassen Sie sich durch die Angst vor Versagen und Verlust, Krankheit und Tod nicht lähmen, sondern nutzen Sie Ihre Ängste und Sorgen als starke Triebfeder, durch entschlossenes Handeln Ihre eigene Lebenssituation und die Ihrer Angehörigen wesentlich zu verbessern.

Viele Angstgedanken und »Was wäre, wenn …?«-Sorgen können Sie so bewältigen, dass Sie neben einem negativen Ausgang auch einen positiven Ausgang visualisieren. Wie könnte es nach einem vorerst schlimmen Ausgang doch einigermaßen gut weitergehen?

Formulieren Sie verschiedene Ängste und Sorgen in *produktive Sorgen,* das heißt in lösbare Probleme, um, sodass Sie nach Schritt 4 (konkrete Problemlösungsstrategien) vorgehen können. Spielen Sie diese Möglichkeiten in Ihrer Vorstellung durch. Dies soll jeweils anhand einer Frage zu den oben genannten fünf zentralen Grundbedürfnissen aufgezeigt werden:

1. Was können Sie bei Angst vor körperlicher Krankheit ganz konkret tun, um gesünder zu leben und auf diese Weise das Risiko einer schweren Erkrankung zu vermindern?
2. Wie können Sie bei Angst um Ihre wirtschaftliche Existenz eine bessere Absicherung erreichen, etwa durch bestimmte Vorgehensweisen wie die Suche nach einem anderen Job oder eine vorsichtige Finanzplanung?
3. Was können Sie bei Angst um den Verlust der Geborgenheit noch mehr tun als bisher, um das Wohl Ihrer Partnerschaft, Familie und Kinder zu verbessern?
4. Wie können Sie bei Angst um Ihren Selbstwert und Ihre Leistungsfähigkeit zukünftig mehr darauf achten, dass Sie sich nicht überfordern und in Beruf oder Familie nicht ausbeuten lassen?
5. Was können Sie bei Angst vor Einschränkung Ihrer Autonomie tun, um agoraphobische Situationen wie Kinos, Konzertsäle oder Stadien dennoch erfolgreich aufsuchen zu können?

Mentales Training – entwickeln Sie bildliche positive Zukunftsvorstellungen

Mentales Training, bekannt aus dem Spitzensport, zielt zum einen darauf ab, mögliche Probleme vorwegzunehmen und zu bewältigen, und zum anderen, durch bestimmte mentale Strategien die Chancen auf einen Spitzenerfolg zu erhöhen. Der Sieg wird im Sport trotz intensiven Trainings immer mehr zu einer Kopfsache.

Mentales Training hat einen Vorteil gegenüber positiven Autosuggestionen: Sie transportieren Ihre Botschaft nicht nur verbal, sondern stellen sich den Erfolg innerlich bildhaft-lebendig vor. Und was Sie sich gut vorstellen können, halten Sie für leichter erreichbar als das, was Sie sich »nicht einmal im Traum« vorstellen können.

Visualisieren Sie den Erfolg in der Zukunft auf ähnliche Weise, wie Sie sich Misserfolg und Scheitern vergegenwärtigen können:

- Stellen Sie sich eine gefürchtete Situation in der Zukunft als gegenwärtig vor, und zwar so, als würde dieses Ereignis gerade jetzt mit einer Filmkamera aufgezeichnet, mit Ihnen als Hauptdarstellerin. Wo sind Sie in diesem Moment? Was tun, sehen, hören und spüren Sie gerade? Visualisieren Sie dann ganz konkret den Weg zum Erfolg bzw. positiven Ausgang der Szene.
- Blicken Sie vom Ort und Zeitpunkt des Erfolgs aus zurück auf alle Schwierigkeiten, die hinter Ihnen liegen. Machen Sie sich bewusst, wie Sie in der Vorstellung verschiedene Probleme so überwinden konnten, dass Sie jetzt genau dort stehen, wie Sie es mental visualisiert haben, statt ständig nur zu bezweifeln, in der Realität jemals dorthin gelangen zu können. Diese Strategie der *Zukunftsprogression* wird sehr erfolgreich in der klinischen Hypnose eingesetzt.

Menschen mit einer Generalisierten Angststörung profitieren nach einem kurzen Training von positiv bildhaften Vorstellungen. *Mentales Probehandeln* reduziert die Unsicherheit und stärkt das Selbstvertrauen. Hilfreich ist oft allein schon die bildhafte Vorstellung des positiven Ausgangs eines gefürchteten Ereignisses, nach dem Motto: »Ein Bild sagt mehr aus tausend Worte.«

Schritt 6
Achtsamkeit und Akzeptanz: Gehen Sie achtsam mit Gedanken, Gefühlen und Körperempfindungen um

Nutzen Sie neuere Strategien der Verhaltenstherapie: die Akzeptanz- und Commitmenttherapie (ACT)

Die *Akzeptanz- und Commitmenttherapie (ACT)* ist eine der zentralen Richtungen innerhalb der sogenannten *Dritten Welle der Verhaltenstherapie*. Als neuere verhaltenstherapeutische Weiterentwicklung des Konzepts der Achtsamkeitsbasierten Stressbewältigung, die von Jon Kabat-Zinn entwickelt wurde, kann sie Ihnen helfen, mit Ihren Sorgen und Befürchtungen besser zurechtzukommen als bisher. Die Akzeptanz- und Commitmenttherapie besteht aus sechs zentralen Säulen:

1. *Achtsamkeit.* Leben Sie achtsam in der Gegenwart, statt sich mental ständig in der Zukunft aufzuhalten.
2. *Akzeptanz.* Akzeptieren Sie Ihre Ängste und Sorgen, statt sie vermeiden oder kontrollieren zu wollen.
3. *Unterscheidung zwischen innerer und äußerer Realität.* Schaffen Sie einen Abstand zu Ihren Gedanken und Vorstellungen, statt diese mit der Realität gleichzusetzen.
4. *Unterscheidung zwischen Selbstbild und Persönlichkeit.* Trennen Sie Ihr Selbst (Ihre Persönlichkeit) von Ihren Gedanken und Erfahrungen mit Ihrer Person (Selbstbild), statt beides zu vermischen.
5. *Wertebewusstsein.* Werden Sie sich Ihrer zentralen Lebenswerte bewusst und entwickeln Sie auf der Basis Ihrer Werte ganz konkrete Ziele für Ihr Leben, statt ständig gegen Ihre Sorgen und Befürchtungen anzukämpfen.
6. *Engagiertes Handeln (»Commitment«).* Handeln Sie schon jetzt entschlossen, um Ihre Werte und Ziele im Leben zu verwirklichen, statt darauf zu warten, dass Sie sich rundum wohlfühlen.

In den nächsten vier Unterkapiteln werden diese sechs Punkte – bezogen auf Ihre Ängste und Sorgen – in Form konkreter Handlungsanleitungen detailliert dargestellt, wobei die Punkte 3 und 4 sowie 5 und 6 jeweils zusammengefasst werden.

Nehmen Sie Ihre Ängste und Sorgen achtsam wahr

Der Begriff Achtsamkeit

Achtsamkeit wird im allgemeinen Sprachgebrauch mit folgenden Worten beschrieben: »im Jetzt leben«, »im Moment sein«, »präsent sein«, »aufmerksam sein«. Belastende Angstgedanken und ständige »Was wäre, wenn …?«-Sorgen richten Ihren Blick immer in die Zukunft. Achtsamkeit bringt Sie sofort wieder in die Gegenwart zurück.

Achtsamkeit ist eine Form der *Aufmerksamkeitslenkung* auf die Gegenwart, auf den aktuellen Moment. Die Übung der Achtsamkeit stammt ursprünglich aus dem Buddhismus und ist wesentlicher Teil buddhistischer Meditationspraktiken, etwa der Vipassana-Meditation. Achtsamkeit wurde vor allem in verhaltenstherapeutischen Verfahren wie der Achtsamkeitsbasierten Kognitiven Therapie aufgegriffen, wo sie als absichtsvolle und nicht wertende Wahrnehmung des augenblicklichen Erlebens gilt und die Basis zur konstruktiven Bewältigung von Ängsten und Sorgen darstellt.

Der *achtsame Weg durch die Angst,* wie er von den amerikanischen Verhaltenstherapeutinnen Susan Orsillo und Lisabeth Roemer[34] auf der Basis von ACT gelehrt wird, besteht im Aufbau einer anderen Beziehung zur Angst, ohne dabei den Versuch zu unternehmen, die Angst kontrollieren oder gar loswerden zu wollen.

Nehmen Sie Ihre Sorgen, Ängste und körperlichen Empfindungen einfach nur wahr, ohne sie in irgendeiner Weise zu bewerten. Werden Sie sich bewusst, was Sie innerlich gerade beschäftigt, und verfolgen Sie den Ablauf Ihres inneren Erlebens. Bleiben Sie ganz im Augenblick, nehmen Sie eine *Beobachterperspektive* ein und registrieren Sie Ihre Gedanken, Gefühle und Körpersymptome aus der Position eines neutralen Beobachters oder einer Wissenschaftlerin, ohne in das Geschehen einzugreifen.

Welche Gedanken und Sorgen gehen Ihnen gerade durch den Kopf? Was möchten Sie sich gerade ein- oder ausreden? Welche »negativen« Gedanken möchten Sie durch »positive« ersetzen? Welche Gefühle und welche körperliche Befindlichkeit erleben Sie gerade? Welche Erinnerungen kommen gerade hoch?

Nehmen Sie alles wahr, was Sie im Moment denken und fühlen, etwa so: »Ich mache mir große Sorgen, was aus meinem Sohn einmal werden soll, wenn er so weitermacht wie bisher und sich im Studium so gar nicht anstrengt. Ich bemerke, wie in mir plötzlich starke Angst aufkommt. Ich spüre, dass unangenehme körperliche Zustände auftreten. Ich nehme wahr: Mein Herz beginnt schneller zu schlagen, meine Atmung verändert sich, mein Brustkorb fühlt sich beengt an, ich bekomme ein flaues Gefühl im Magen, in meinem Kopf beginnt sich alles zu drehen, mir wird plötzlich ganz schwindlig. Am liebsten möchte ich jetzt an etwas anderes denken, das mich ruhiger macht. Ich bleibe aber beim Thema: Das Verhalten meines Sohnes beunruhigt mich einfach, auch wenn er selbst und mein Mann ständig behaupten, dass es überhaupt keinen Anlass zu Angst und Sorge gebe. Ich fühle mich hilflos, wenn ich keinen Einfluss auf meinen Sohn habe und abwarten muss, wie es mit ihm im kommenden Semester weitergehen wird.«

Wenn Sie bemerken, dass Sie Ihre Gedanken und Sorgen beurteilen oder ändern möchten, beobachten Sie auch Ihre Urteile ohne Bewertung, etwa so: »Ich bemerke gerade, wie ich mir sage, ich sollte nicht so negativ denken und an das Gute in meinem Sohn glauben, aber es ist nun einmal so, dass ich mir gerade große Sorgen um ihn mache.«

Hilfreiche Achtsamkeitsübungen
Bestimmte Achtsamkeitsübungen können Ihnen helfen, trotz Ihrer Sorgen und Befürchtungen Ihre Aufmerksamkeit auf das momentane Erleben im Hier und Jetzt zu richten und den Gedanken der Achtsamkeit immer mehr zu einem allgemeinen Lebensprinzip zu machen:
- *Wahrnehmung der Atmung.* Die Konzentration auf die Atmung ist die einfachste Form, Achtsamkeit zu erlernen und im momentanen Augenblick verankert zu bleiben. Beobachten Sie Ihren Atemrhythmus, wie Sie einatmen und wie Sie ausatmen, ohne etwas ändern oder erreichen zu wollen. Kehren Sie immer wieder zur Atmung zurück, wenn Ihre Gedanken und Sorgen in die Zukunft abschweifen oder Ihre Körpersymptome Sie beunruhigen.
- *Bewusstes Wahrnehmen und Erleben der momentanen Tätigkeit* (achtsames Gehen, Kochen, Essen, Musikhören). Gehen Sie mit allen Sinnen voll und ganz in Ihrer momentanen Tätigkeit auf. Je mehr Sie im unmittelbaren Tun und Erleben versinken, desto mehr geraten Sie in einen *Flow*, wie dieser Zustand auch genannt wird.

- *Bewusste Wahrnehmung der Umgebung.* Nehmen Sie zwar einerseits Ihre Ängste und Sorgen wahr, andererseits aber auch Ihre Umwelt. Fördern Sie die Fähigkeit zur bewussten Aufmerksamkeitslenkung durch ein *Aufmerksamkeitstraining.* Unterbrechen Sie Ihre erhöhte Selbstaufmerksamkeit durch die gezielte Ausrichtung Ihrer Aufmerksamkeit auf die Umgebung mit allen Sinnen.

Körperreiseübung – achtsame Körperwahrnehmung

Viele Menschen mit einer Generalisierten Angststörung sind dauerhaft angespannt und dadurch sehr belastet. Nicht selten neigen sie dazu, ihre körperlichen Symptome als bedrohlich zu interpretieren und verstärken so ihre ängstliche Anspannung.

Nehmen Sie nach dem Konzept der Achtsamkeit Ihrem Körper gegenüber eine *Beobachterperspektive* ein und registrieren Sie alle körperlichen Empfindungen, die Sie gerade erleben, ohne die jeweiligen Zustände zu bewerten und ändern zu wollen. In der Fachsprache nennt man ein derartiges Vorgehen *Körperreise* (englisch *Body Scan).* Es ist auch die beste »Anti-Hypochondrie-Übung« (bei hypochondrischen Ängsten bewertet man harmlose Körperempfindungen als Zeichen einer schweren körperlichen Krankheit). Zu Ihrer Unterstützung gibt es verschiedene CDs mit geführten Körperreiseübungen. Im Folgenden erhalten Sie nur eine kurze Anleitung dazu:

Schließen Sie für zehn bis fünfzehn Minuten Ihre Augen und konzentrieren Sie sich zuerst auf Ihre Atmung, wie Sie ganz spontan ein- und ausatmen. Richten Sie danach Ihre Aufmerksamkeit der Reihe nach auf alle Körperbereiche und spüren Sie einen Körperteil nach dem anderen, von den Füßen beginnend, bis hinauf zum Kopf, auf der linken Seite ebenso wie auf der rechten. Bleiben Sie bei der *reinen Beobachtung,* ohne jede Bewertung und ohne etwas an Ihrem Körper ändern zu wollen. Tolerieren Sie es, wenn Ihre Aufmerksamkeit immer wieder vom Körper abschweift, und kehren Sie danach zur Übung zurück. Beenden Sie nach einiger Zeit die Körperreiseübung, indem Sie die Augen öffnen, sich wieder mit allen Sinnen auf die Umwelt konzentrieren, anschließend aufstehen und sich den Aufgaben des Tages zuwenden.

Akzeptieren Sie Ihre Ängste und Sorgen

Akzeptanz ist keine Resignation
Akzeptanz ist ein Aspekt von Achtsamkeit, der mit der Bereitschaft einhergeht, sich auf gefürchtete Situationen in der Vorstellung und in der Realität einzulassen. Akzeptanz ist das Gegenteil von Kontrolle und bezeichnet die Haltung, alle möglichen Gedanken, Vorstellungen, Gefühle, Empfindungen, Ereignisse und Situationen aktiv und offen anzunehmen, anstatt sie vermeiden zu wollen.

Erlebnisvermeidung ist das genaue Gegenteil von Akzeptanz; dabei möchten Sie bestimmte Erfahrungen mit der inneren oder äußeren Realität vermeiden oder ihnen entfliehen, weil sie unangenehm sind. Erlebnisvermeidung betreiben Sie auch, wenn Sie gegen Ihre Angst ankämpfen. Doch nicht Ihre Ängste und Sorgen an sich sind das Grundproblem, sondern Ihre Unfähigkeit, konstruktiv und erfolgreich mit ihnen umzugehen. *Angstkontrolle* ist nicht die Lösung, sondern geradezu die Verschärfung des Problems.

Akzeptanz bedeutet, sich bereitwillig zu öffnen und sich dem zuzuwenden, was in Ihnen hochkommt, alle Angstgedanken und »Was wäre, wenn …?«-Sorgen bewusst zu erleben und alle Gefühle zu fühlen, ohne innere Zensur, Vermeidung und Kontrollstrategien. Statt Ihre innere Befindlichkeit, Ihre Besorgtheit, Angst und Nervosität zu bekämpfen, sollten Sie diese als zumindest momentan gegeben akzeptieren.

Akzeptanz als innere Bereitschaft, eigene unangenehme Gedanken und schmerzhafte Gefühle zu erleben, bedeutet keineswegs, dass Sie diese mögen oder gar als dauerhaft lebensbeeinträchtigend hinnehmen müssen. Die innere Bereitschaft, Ihre momentane Befindlichkeit anzunehmen, erleichtert Ihnen vielmehr die äußere Bereitschaft, engagiert zu handeln, um jene Dinge zu tun, die Ihnen wichtig sind. Sobald Sie den Kampf gegen alles Unerwünschte aufgeben und erkennen, dass Sie den Kampf gegen Gedanken, Gefühle und Empfindungen nicht gewinnen können, haben Sie mehr Kraft und Energie für das zur Verfügung, was Sie eigentlich tun und erreichen möchten.

Akzeptieren Sie alle spontan auftretenden Ängste, Sorgen und Körperempfindungen, anstatt sie mithilfe verschiedener Strategien vermeiden, unterdrücken oder kontrollieren zu wollen. Lassen Sie Ihre Gedanken, Gefühle und Körpersymptome kommen und von allein wieder gehen. Sie werden dabei die Erfahrung machen, dass Sie nicht die Kontrolle über Ihre innere Befindlichkeit verlieren. Sie werden nicht verrückt, wenn Sie den Strom Ihrer Gedanken und Ängste voll und ganz zulassen.

Fehlende Akzeptanz von Gedanken, Vorstellungen, Gefühlen und Körperempfindungen hat zwei folgenschwere Auswirkungen:
1. *Konzentration auf Vermeidungsziele.* Sie legen den Schwerpunkt Ihres Handelns auf das, was Sie vermeiden möchten, und tun alles, um es zu verhindern.
2. *Vernachlässigung von Annäherungszielen.* Sie verzichten auf proaktives Verhalten, das der Verwirklichung Ihrer Ziele auf der Basis Ihrer Werte und Lebensentwürfe dient.

Akzeptieren Sie eine Panikattacke ohne Kampf dagegen
Angstgedanken und »Was wäre, wenn …?«-Sorgen, die mit bildhaften Vorstellungen verbunden sind, können starke Gefühle auslösen, bis hin zu einer Panikattacke. Eine Panikattacke tritt im Rahmen einer Generalisierten Angststörung nicht spontan und unerwartet auf, wie dies bei einer Panikstörung der Fall ist, sondern in Zusammenhang mit bestimmten Ängsten und Sorgen.

Folgende *Ratschläge* sind hilfreich im Umgang mit Panikattacken:

Kämpfen Sie nicht gegen eine aufkommende Panikattacke an, weil Sie dadurch deren Heftigkeit und Dauer nur verstärken. Lassen Sie die Attacke vielmehr kommen, zu einem Höhepunkt ansteigen und von allein wieder gehen. Begegnen Sie der Panikattacke wie einer heftigen Meereswelle beim Schwimmen.

Wenden Sie sich mit allen Sinnen der Umgebung zu oder beschreiben Sie, was Sie gerade wahrnehmen. Reden Sie mit anderen Menschen oder innerlich mit sich selbst. Durch die Sprache gewinnen Sie rasch die Kontrolle über Ihre Emotionen und Ihre körperlichen Reaktionen zurück. Sagen Sie sich sinngemäß etwa Folgendes: »Eine Panikattacke ist unangenehm, aber nicht gefährlich. Es handelt sich dabei um einen Fehlalarm aus meinem emotionalen Gehirn. Dieses hat aufgrund meiner bildhaften Vorstellungen von einer Gefahr vorschnell angenommen, dass eine reale Bedrohung besteht, und entsprechend reagiert. Das Ganze ist ein ganz normaler körperlicher Vorgang, der mit einem heftigen Adrenalinstoß einhergeht. Dieser dient dazu, eine rasche Kampf-Flucht-Reaktion zu ermöglichen, um mein Leben zu retten, wenn es tatsächlich in Gefahr wäre. Es ist aber nicht real in Gefahr.«

Bewegen Sie sich kräftig mit Ihrem ganzen Körper, statt starr vor Schreck dazustehen, um die Stresshormone sowie die ganze körperliche Anspannung rasch wieder abzubauen und die Erfahrung zu machen, dass Sie organisch gesund sind. Bei einem Herzinfarkt würde nämlich der heftige Brustschmerz durch jede Belastung noch schlimmer, was bei einer Panikattacke mit eventuellen Brustschmerzen nicht der Fall ist. Eine hohe Herzschlagfrequenz bei gesunden Herzkranzgefäßen führt niemals zu einem Herzinfarkt, der nur durch einen Verschluss von Herzkranzgefäßen bewirkt wird, und zwar dann, wenn ein Blutgerinnsel (Thrombus) ein bereits arteriosklerotisch verengtes Herzkrankgefäß verstopft.

Atmen Sie mit jeder Bewegung kräftig aus, gleichsam um den inneren Druck loszuwerden. Starke Gefühle wie Angst oder Ärger führen dazu, dass wir zu viel einatmen, während wir uns gleichzeitig nicht bewegen, sodass es zu einem Stau in der Lunge kommt, den wir als Beklemmungsgefühl erleben. Die Angst zu ersticken, ist jedoch völlig unbegründet. Es ist vielmehr so, dass Sie zu viel Luft in der Lunge haben und der Sauerstoff mangels Bewegung nicht vom Blutkreislauf zu allen Organen des Körpers weitertransportiert werden kann.

Bleiben Sie bei einer Panikattacke ganz im Hier und Jetzt, im augenblicklichen Erleben, ohne mental in die Zukunft vorauszueilen und alle möglichen Horrorfantasien zu entwickeln, was im schlimmsten Fall passieren könnte. Auf Dauer sollten Sie nicht ausschließlich körperliche Techniken anwenden, wie etwa kräftige Bewegung oder richtiges Atmen, sondern mentale hinzuziehen: Nehmen Sie eine Beobachterperspektive ein und beobachten Sie an Ihrem Körper in achtsamer, das heißt nicht bewertender Weise, was von Augenblick zu Augenblick geschieht.

Lernen Sie eine achtsame Körperzuwendung während einer Panikattacke. Beschreiben Sie innerlich oder durch lautes Sprechen, festgehalten z. B. mit der Memofunktion Ihres Handys, welche körperlichen Abläufe Sie gerade beobachten, etwa so: »Mein Herz klopft unangenehm stark. Meine Brust fühlt sich eng an. Ich bekomme nur schwer Luft. Plötzlich überfallen mich Schwindelgefühle. Mir wird ganz übel und heiß. Ich beginne zu zittern. Ich habe Angst, umzufallen und unangenehm aufzufallen. Ich denke: ›Vielleicht habe ich doch eine schwere körperliche Erkrankung. So schlimm wie jetzt war es nämlich früher noch nie. Aber das ist nur ein Gedanke und nicht die Realität.‹ Jetzt geht es mir schon etwas besser.«

Akzeptieren Sie die Realitäten des Lebens und nicht nur Ihre diesbezüglichen Gedanken und Gefühle

Unsere Gedanken, Vorstellungen und Gefühle sind kognitive und emotionale Reaktionen auf die Realitäten des Lebens: Chancenungleichheit,

Ungerechtigkeit, soziale und gesellschaftliche Umbrüche, Trennung, Gewalt im engeren und weiteren Umfeld, Krankheit, Behinderung, Verlust, Tod.

Wie sehr hängt Ihre Generalisierte Angststörung mit dem Umstand zusammen, dass Sie den Tod als abschließenden Teil des Lebens weder bei sich selbst noch bei Ihren Angehörigen akzeptieren können? Wie sehr steht hinter Ihrer Angst vor einem zu frühen Tod Ihre Besorgtheit, im Leben zu kurz zu kommen, vor allem dann, wenn es für Sie nur ein Leben im Diesseits und nicht auch im Jenseits gibt? Wie sehr hängt Ihre Angststörung, die sich einmal auf diese und einmal auf jene Angst und Sorge richtet, mit Ihren – vielleicht verleugneten oder verdrängten – spirituellen Bedürfnissen zusammen? Machen Sie sich angstkrank, weil Sie mit den ganz normalen existenziellen Ängsten, wie sie jeder Mensch bewältigen muss, nicht zurechtkommen?

Halten Sie sich an das Motto: »Was kann ich jetzt ganz konkret tun und was muss ich zumindest derzeit als unveränderlich gegeben akzeptieren?« Das entspricht dem bekannten *Gelassenheitsgebet*, das Ihnen auch dann weiterhelfen kann, wenn Sie nicht im klassischen Sinne religiös sind: »Gott, gib mir den Mut, die Dinge zu ändern, die ich ändern kann, die Gelassenheit, die Dinge hinzunehmen, die ich nicht ändern kann, und die Weisheit, das eine vom anderen zu unterscheiden.«

Was bedeutet dies hinsichtlich eines ganz konkreten Problems in Bezug auf die Zukunft, das Sie derzeit belastet? Was können Sie ganz konkret im Hier und Jetzt tun? Womit müssen Sie besser leben lernen?

Gehen Sie auf Distanz zu Ihren Ängsten, Sorgen und Selbstbild-Annahmen

Sie müssen in Situationen, in denen Sie Angst haben oder sich große Sorgen machen, nicht positiv denken. In Angstsituationen sind Sie gar nicht dazu in der Lage, alles ruhig und realitätsgerecht zu betrachten. Sie müssen nicht alle negativen Bewertungen durch positive ersetzen. Sie müssen auch nicht alle Sorgen und Befürchtungen solange immer wieder durchspielen, bis Sie durch Gewöhnung daran immer besser damit umgehen können, wie dies im Rahmen einer Angst-und-Sorgen-Konfrontation angestrebt wird. Sie müssen auch nicht immer alle schlimmen Erfahrungen aus der Vergangenheit so lange durcharbeiten, bis Sie in der Gegenwart nicht mehr so stark davon aufgewühlt werden, wie dies bei manchen traumatherapeutischen Verfahren gemacht wird. Entwickeln

Sie vielmehr eine Haltung der *losgelösten Achtsamkeit* durch Distanzierung. Es reicht oft völlig aus, wenn Sie sich Ihrer negativen Erfahrungen in der Vergangenheit, Ihrer Ängste und Sorgen in Bezug auf die Zukunft und Ihrer Bewertungen bestimmter Gedanken und bildlicher Vorstellungen einfach nur bewusst werden und so auf Abstand dazu gehen, dass diese nicht mehr Ihr Verhalten bestimmen. Die Haltung, alle inneren Vorgänge in einem selbst aus einer distanzierten Beobachterposition zu erleben, sie gleichsam von außen zu betrachten, schafft eine innere Distanz zu schlimmen Bildern aus der Vergangenheit und zu Horrorvorstellungen in Bezug auf die Zukunft. Beobachten Sie Ihre Gedanken, ohne durch sie wie durch eine Brille auf die Welt zu blicken, ohne sich darin zu verstricken und ohne sie als unberechtigt zu entkräften. Lassen Sie Ihre Gedanken kommen und gehen, wie Meereswellen, ohne sie zu kontrollieren.

Übermäßiges Sich-Sorgen-Machen beruht auf der *Gleichsetzung von Gedanken und Wirklichkeit,* von bildlicher Vorstellung und tatsächlicher Bedrohung, von starker körperlicher Angespanntheit und unmittelbarer Gefahr. Man spricht von *Fusion* (Verschmelzung), wenn die innere Realität, namentlich die Gedanken, bildlichen Vorstellungen und körperlichen Empfindungen mit der äußeren Realität, mit einer ganz bestimmten Bedrohung, gleichgesetzt werden. Sie glauben buchstäblich an die Realität Ihrer Vorstellungen, ähnlich wie kleine Kinder an bedrohliche Gestalten im stockdunklen Zimmer. Sie versetzen sich gleichsam in Hypnose und erleben alles so, wie es in der Vergangenheit war, oder so, wie es in der Zukunft sein könnte. Ihr *emotionales Gehirn,* das heißt das limbische System mit Amygdala (Mandelkern) und Hippocampus, denkt in Bildern, sodass Sie in Bedrohungssituationen, auch wenn diese nur als bildliche Vorstellungen in Ihrem Kopf existieren, rasch in eine Kampf-Flucht-Reaktion versetzt werden – und dies oft vorschnell, wie Sie immer wieder schmerzlich erleben können.

Die *Verschmelzung* von Gedanken und bildlichen Vorstellungen einerseits und der möglichen Realität andererseits kann im Fall einer realen Bedrohung zu einer Überlebensstrategie werden, etwa wenn Sie angesichts eines schnell daherkommenden Autos als Fußgänger von der Straße auf den Gehweg zurückspringen, obwohl die Fußgängerampel auf Grün steht. Diese Verschmelzung kann auch die Basis für Liebes- und Glücksgefühle sein, z. B. wenn wir uns intensiv vorstellen, was wir uns vom anderen wünschen, oder wenn wir uns in Vorfreude auf etwas das Ersehnte in den leuchtendsten Farben ausmalen. Die Verschmelzung kann jedoch auch die Grundlage zur Entwicklung einer Generalisierten Angststörung sein. Personen mit generalisierten Ängsten sind oft sehr kreative, bildhaft denkende Menschen und üben nicht selten auch entsprechende Berufe aus. Sie werden wegen ihrer *Fähigkeit zur Visualisierung* häufig bewundert (»Du bist so ein kreativer Mensch!«), im anderen Fall aber auch schnell als »hysterisch« abgestempelt (»Du steigerst dich immer gleich in alles so schnell hinein!«).

Eine *Fusion* führt bei übermäßigen Ängsten und Sorgen dazu, dass unsere ängstliche Besorgtheit unser Verhalten und unser ganzes Leben beherrscht. Hilfreich ist in Situationen, die vorschnell Gefühle von Bedrohung und unnötiges Sich-Sorgen-Machen hervorrufen, die Fähigkeit zur *Defusion:* Treten Sie einen Schritt zurück und distanzieren Sie sich von Ihren momentanen Gedanken, Vorstellungen, Sorgen und Ängsten. Unterbrechen Sie die spontane Gleichsetzung von bildhafter Vorstellung und Realität, von »Was wäre, wenn ...?«-Gedanken und schrecklicher Wirklichkeit. Sagen Sie sich immer wieder: »Das ist nur ein Gedanke, das ist nur eine bildhafte Vorstellung, das ist nicht die Realität«, »Ich denke gerade: ›Gleich passiert ein schreckliches Unglück‹, aber das ist nur eine Befürchtung ohne Realitätscharakter«, »Ich habe einen Gedanken und bin nicht mein Gedanke«, »Ich habe ein ungutes Gefühl, aber ein Gefühl sagt nichts über die Wirklichkeit aus«, »Meine Angstsymptome sind die Reaktion auf meine Vorstellungen, nicht auf die Realität«, »Es wäre schlimm, wenn diese Situation tatsächlich eintreten würde, aber es ist nur ein Gedanke, nur ein Bild in meinem Kopf, nicht die Realität.«

Kämpfen Sie nicht gegen Ihre Gedanken und Vorstellungen an, sondern lassen Sie Ihre Ängste und »Was wäre, wenn ...?«-Sorgen vorbeiziehen wie die Wolken am Himmel, wie das Treibholz im Fluss, wie einen Gewittersturm, wie einen Tagtraum vor Ihrem inneren Auge, ohne dass Sie darauf reagieren. Finden Sie selbst weitere Möglichkeiten, die Ihnen helfen, das Kommen und Gehen Ihrer Gedanken, Sorgen und Angstvorstellungen besser zulassen zu können, während Sie dabei auf Distanz bleiben. Wenn wieder einmal ein Angst-und-Sorgen-Film vor Ihrem inneren Auge abläuft, steigen Sie hier nicht intensiv ein, sondern betrachten Sie die Szene von außen.

Verheerend wirkt sich auch die *Gleichsetzung von momentanem negativen Selbstbild und Ihrer ganzen Persönlichkeit* aus. Wir können jedoch lernen, unsere wahre Person (unser »Selbst«) getrennt von dem zu erleben, was wir im aktuellen Moment – entsprechend unserem Selbstbild – als unsere vermeintliche Persönlichkeit betrachten. Unterbrechen Sie die vorschnelle Gleichsetzung Ihres Selbstbildes mit Ihrer Persönlichkeit. Gehen Sie auf Distanz zu Ihrem negativem Selbstbild (»Ich bin ein ängstlicher Mensch«, »Ich war schon immer ein nervöser Typ«, »Das schaffe ich nie«, »Ich bin ein Versager«) und betrachten Sie sich aus einer umfassenderen Perspektive, als Beobachter jenseits Ihres momentanen Erlebens, so, als würden Sie von einem übergeordneten Standpunkt aus auf Ihre momentane Person blicken. Sie sind dabei mehr als die beobachtete Person.

Sie sind mehr als das, was Sie im Moment gerade zu sein scheinen. Sie sind gleichzeitig auch jene Person, die so vieles im Leben erfolgreich bewältigt hat – auch das, was Sie früher einmal nicht zu schaffen glaubten! Vergegenwärtigen Sie sich Ihre größten Erfolgserlebnisse, die Sie trotz Ihrer Ängstlichkeit erreicht haben. Machen Sie sich Ihre Stärken bewusst und alle Anerkennungen, die Sie vonseiten anderer Menschen erfahren haben – trotz Ihrer vorausgehenden übermäßigen Ängste, die jeweiligen Aufgabenstellungen nicht zu schaffen.

Machen Sie sich als *Beobachterin* Ihrer eigenen Person bewusst, dass Ihr ängstlicher Persönlichkeitsanteil nicht Ihre ganze Persönlichkeit ausmacht. Finden Sie Zugang zu Ihrer mutigen Seite und bringen Sie diese in einen fruchtbaren Dialog mit Ihrer ängstlichen. Sagen Sie als mutiger Teil zu Ihrem ängstlichen, dass Sie ihn als aufmerksamen Mahner vor echter Gefahr wertschätzen, sich jedoch nicht mehr unnötig einschüchtern und verunsichern lassen wollen, wenn gar keine reale Gefahr droht. Gehen Sie dann darüber hinaus und betrachten Sie den Dialog zwischen ängstlicher und mutiger Seite in Ihnen aus einer übergeordneten Sichtweise, gleichsam als Beobachter des Dialogs dieser beiden Teile Ihrer Persönlichkeit. Sie müssen nicht immer verschmolzen sein mit Ihrem mutigen Teil, genauso wenig wie mit Ihrem ängstlichen. Das sind unterschiedliche Facetten Ihrer Persönlichkeit, die Sie je nach Situation und Bedarf entsprechend hervorkehren können. Entdecken Sie auch noch andere Teile Ihrer Persönlichkeit, wie etwa Ihre neugierige Seite, die unabhängig von Ihrem mutigen und ängstlichen Teil einfach bestimmte Lebenserfahrungen machen möchte – trotz Angst und Sorge! Sie sind mehr als die Summe Ihrer Teile, nämlich jener Mensch, der über alle Zeiten und Situationen hinweg konstant bleibt.

Konzentrieren Sie sich auf Ihre Werte und Ziele statt auf Ihre Ängste und Sorgen

Die Verwirklichung von *Achtsamkeit* im umfassendsten Sinne (Wahrnehmen ohne Bewertung, Akzeptieren von dem, was gerade ist, innere Distanzierung von negativen Gedanken sowie von einschränkenden Selbstbild-Annahmen) ist kein Selbstzweck, sondern die bestmögliche Grundlage für ein *sinnerfülltes Leben* auf der Basis Ihrer zentralen Lebenswerte, aus denen sich kurz-, mittel- und langfristige Ziele für Ihr Leben ableiten lassen.

Finden Sie heraus, was die *zentralen Werte und Grundbedürfnisse* hinter Ihren Angstgedanken und »Was wäre, wenn …?«-Sorgen sind. Welche Lebensideale vertreten Sie, selbst wenn sich Ihre Ängste und Sorgen permanent um deren Bedrohtheit drehen? Welche Bedeutung haben für Sie Arbeit und Karriere, Leistung und Erfolg in verschiedenen Lebensbereichen, finanzielle und wohnliche Belange? Wie wichtig sind Ihnen Partnerschaft und Familie, Elternschaft und Kindererziehung, Ausbildung und Weiterbildung, Freunde und soziale Beziehungen, Gesundheit und Körper? Was bedeuten Ihnen Umwelt und Natur, Kultur und Kreativität, Literatur und Musik, Freizeit und Hobbys, soziales und politisches Engagement, Heimat und fremde Länder, Persönlichkeitsentwicklung und innere Reifung, Spiritualität und Religion?

Wenn Sie mutig Ihre Ziele verfolgen wollen, dann treffen Sie die Entscheidung, dass ein Leben auf der Basis Ihrer Werte wichtiger ist als ein Leben ohne Angst. Denn mutig sein bedeutet, mit und trotz Angst zu handeln. Menschen mit Angststörungen wollen zuerst ihre Ängste und alle anderen unangenehmen Gefühle loswerden und erst danach alles tun, was ihnen wichtig ist. Drehen Sie den Spieß um: Handeln Sie zuerst auf der Basis Ihrer wertegeleiteten Ziele und warten Sie darauf, dass sich dann Gefühle von Freude und Angstfreiheit ganz von allein einstellen.

Sich-Sorgen-Machen bedeutet, in Passivität und Untätigkeit zu verharren, statt aktiv an der Gestaltung des weiteren Lebens und Lebensumfeldes mitzuwirken. Wie intensiv arbeiten Sie derzeit an der Realisierung Ihrer Lebensziele? Wenn Sie keine Ängste und Sorgen mehr hätten, wären nur die unerwünschten Zustände verschwunden. Doch was macht Ihr Leben wirklich sinnvoll und was können Sie von Tag zu Tag tun, um auf der Basis Ihrer zentralen Werte ein befriedigendes Leben zu führen? »Lebe so, als ob jeder Tag dein letzter wäre«, lautet ein weiser Spruch – und das jeden Tag des ganzen weiteren Lebens!

Handeln Sie engagiert, um die wichtigsten Werte Ihres Lebens zu verwirklichen, auch wenn die Umsetzung täglich aufs Neue bedroht erscheint durch ständige Angstgedanken und »Was wäre, wenn …?«-Sorgen. Denn es gibt keine Alternative dazu. Warten Sie nicht ab, bis es Ihnen besser geht, um dann ohne Ängste und Sorgen Ihre Ziele zu realisieren, sondern konzentrieren Sie sich schon jetzt trotz Ängsten und Sorgen auf Ihre Ziele, um ein besseres, erfüllteres Leben zu führen als bisher. Die einen sehen die Zukunft als Gefahr und Bedrohung, die anderen als Hoffnung und Chance. Zu welcher Gruppe möchten Sie gehören?

Schritt 7
Emotionsbewältigung: Erlernen Sie den richtigen Umgang mit Gefühlen

Menschen mit einer Generalisierten Angststörung haben – das wissen Sie aus diesem Buch und wohl auch aus eigener Erfahrung – *Probleme im Umgang mit Emotionen*. Eines der Erklärungsmodelle für die Entstehung einer Generalisierten Angststörung besagt, dass die Betroffenen nicht nur Schwierigkeiten haben, ihre Angst angemessen wahrzunehmen und zu bewältigen, sondern auch andere Emotionen nicht gut spüren und verarbeiten können.

Wie ist es bei Ihnen? In welcher Weise kann Ihre Generalisierte Angststörung mit Problemen im Umgang mit Emotionen zusammenhängen? Mit welchen Emotionen haben Sie die größten Probleme, sodass diese mit Ihren Ängsten zu tun haben könnten? Können Sie Ihre Emotionen richtig erkennen, mit treffenden Worten benennen und anderen Menschen gegenüber angemessen ausdrücken? Haben Sie gar Angst vor Ihren Gefühlen im Ausmaß einer *Emotionsphobie*? Schritt 7 soll Ihnen Hilfestellungen bieten zu lernen, mit Gefühlen besser umzugehen.

Trainieren Sie Ihre Emotionsregulation und lernen Sie, Gefühle wahrzunehmen, zu erleben und zu steuern

Die meisten psychischen Erkrankungen sind Ausdruck von *Störungen in der Emotionsregulation*. Wenn Defizite in der Verarbeitung von Emotionen bei der Entstehung und Aufrechterhaltung vieler psychischer Probleme eine derart große Rolle spielen, dann stellen umgekehrt Verbesserungen der allgemeinen Emotionsregulationskompetenz einen wichtigen Beitrag zur psychischen Gesundheit dar.

Ähnlich wie verschiedene soziale Kompetenztrainings zur Erlernung von sozialer Kompetenz zur Verfügung stehen, werden in der Verhaltenstherapie seit einiger Zeit auch einige *emotionale Kompetenztrainings* angeboten. Verschiedene Richtungen innerhalb der sogenannten *Dritten Welle der Verhaltenstherapie* beschäftigen sich ebenfalls intensiv mit dem richtigen Umgang mit Emotionen.

Das empfehlenswerte deutsche Programm *Training Emotionaler Kompetenzen (TEK)* von Matthias Berking[35] beschreibt und lehrt sieben Kompetenzen im Umgang mit Gefühlen:
1. die eigenen Gefühle bewusst wahrnehmen können,
2. die eigenen Gefühle erkennen und benennen können,
3. die Ursachen des aktuellen Befindens erkennen können,
4. sich selbst in belastenden Situationen innerlich emotional unterstützen können,
5. die eigenen Gefühle positiv beeinflussen können,
6. negative Gefühle bei Bedarf akzeptieren und aushalten können,
7. sich mit emotional belastenden Situationen konfrontieren können.

Sieben Basiskompetenzen werden nacheinander eingeübt; sie werden im Folgenden im Sinne einer Selbsthilfe-Anleitung beschrieben:
1. *Muskelentspannung.* Lernen Sie die bewährte Methode der Progressiven Muskelentspannung nach Jacobson und verkürzen Sie diese später auf einige wenige Übungen.
2. *Atementspannung.* Atmen Sie so lange und ruhig aus, bis keine Luft mehr herauskommt, und entspannen Sie dabei gleichzeitig auch Ihre Muskeln. Ausatmen geht immer mit Loslassen einher.
3. *Bewertungsfreie Wahrnehmung.* Nehmen Sie Ihre Gefühle (z. B. Angst oder Ärger) und die damit verbundenen Körperempfindungen im Sinne der Achtsamkeit einfach nur wahr. Benennen Sie sie, ohne sie zu bewerten oder darauf zu reagieren.
4. *Akzeptanz und Toleranz gegenüber den eigenen Gefühlen.* Lassen Sie Ihre Gefühle zu, ohne sie zu kontrollieren. Gefühle zu unterdrücken, kostet Sie nur viel Kraft. Sie müssen ein Gefühl wie Angst zuerst einmal annehmen lernen, um es später ändern zu können.
5. *Effektive Selbstunterstützung in emotional belastenden Situationen.* Unterstützen, ermutigen und ermuntern Sie sich selbst in liebevoller, wertschätzender Weise, während Sie sich in eine emotional belastende Situation begeben (zuerst in der Vorstellung und dann in der Realität). Loben Sie sich dann für jeden kleinen Erfolg.
6. *Analyse emotionaler Reaktionen.* Erkennen Sie, was das jeweilige Gefühl ausgelöst hat (z. B. welche Situation, welche Denkmuster). Sekundäre Emotionen können die eigentlichen, primären, also die ersten, unmittelbar auf eine Situation folgenden Gefühle verdecken (z. B. Schuldgefühle den ursprünglichen Ärger). Die eigene emotionale Reaktion zu verstehen, erleichtert die Entwicklung von effektiven Bewältigungsstrategien.

7. *Regulation emotionaler Reaktionen.* Verändern Sie im Bedarfsfall Ihre emotionale Reaktion auf eine bestimmte Situation. Was ist Ihr realistisches Zielgefühl für die momentane Situation, das heißt: Wie würden Sie gerne in einer bestimmten Situation emotional reagieren? Mithilfe welcher Schritte können Sie dieses Gefühl am besten erreichen?

Transformieren Sie krankmachende in gesunde Emotionen wie in der Emotionsfokussierten Therapie (EFT)

Sekundäre und primäre maladaptive Emotionen durch primäre adaptive Emotionen überwinden

Im Gegensatz zur traditionellen Kognitiven Verhaltenstherapie möchte die *Emotionsfokussierte Therapie (EFT)* nach Leslie Greenberg[36] weder Ihre Denkmuster ändern, damit Sie Ihre Gefühle leichter bewältigen können, noch Sie dazu anleiten, Ihre unangenehmen Gefühle besser auszuhalten, bis Sie durch Habituation (Gewöhnung) besser mit ihnen umgehen können. Im Mittelpunkt steht auch nicht die Beseitigung von Defiziten in der Verarbeitung von Emotionen durch ein entsprechendes emotionales Kompetenztraining, wenngleich durchaus auch mithilfe von Emotionstagebüchern, strukturierten Wahrnehmungsübungen oder Modelllernen (die Therapeutin als Modell) daran gearbeitet wird.

Es geht auch nicht bloß um die bessere Akzeptanz Ihrer Gefühle, wie dies in der Achtsamkeitstherapie gelehrt und geübt wird, sondern vielmehr um eine intensive Arbeit mit ihnen. Menschen mit einer Generalisierten Angststörung sollen lernen, ihre emotionalen Reaktionen, die durch bestimmte *emotionale Schemata* (z. B. Bedrohung) aus der Vergangenheit gesteuert werden, bewusst wahrzunehmen und in der Folge davon flexibel zu nutzen sowie schädliche (maladaptive) Emotionen durch angemessenere (adaptivere) emotionale Reaktionen zu verändern (zu transformieren).

In der Emotionsfokussierten Therapie wird zwischen primären und sekundären Emotionen unterschieden. Wie bereits in Teil 2 (im Kapitel »Wenn krankhafte Ängste mit belastenden Emotionen aus der Vergangenheit zusammenhängen«) beschrieben wurde, sind *primäre Emotionen* unsere ersten, unmittelbaren und zugleich sehr tiefgehenden Reaktionen auf bestimmte Situationen. Primäre Emotionen können adaptiv oder maladaptiv sein.

Primäre adaptive Emotionen sind angemessene emotionale Reaktionen auf ein bestimmtes Ereignis, weil sie momentane Bedürfnisse zum Ausdruck bringen, wie etwa Ärger bei Nichterfüllung wichtiger Wünsche und Anliegen in der Partnerschaft, Trauer über den Tod einer geliebten Person oder berechtigte Angst vor einer physischen Bedrohung. Typische primäre adaptive Emotionen *angenehmer* (»positiver«) Art sind: Freude, Zuneigung, Liebe, Zuversicht, Interesse, Neugierde, Begeisterungsfähigkeit, Dankbarkeit, Mitgefühl mit sich selbst und anderen, Gefühle von Glück oder Stolz. Typische primäre adaptive Emotionen *unangenehmer* (»negativer«), jedoch lebenswichtiger Art sind: Angst, Furcht, Traurigkeit, Ärger, Wut und Ekel. Adaptive Emotionen führen zu angemessenen (adaptiven) Reaktionen und Handlungen (z. B. seine Ziele engagiert verfolgen oder sich anderen gegenüber behaupten).

Primäre maladaptive Emotionen sind dagegen in der Gegenwart völlig unangemessene Reaktionen, weil sie letztlich emotionale Reaktionen auf Situationen in der Vergangenheit darstellen, die damals zwar durchaus angemessen waren, in der aktuellen Situation jedoch überzogen oder überhaupt nicht passend sind. Ein typisches Beispiel dafür ist folgende spontane emotionale Reaktion im Rahmen der Partnerschaft: Die in der Kindheit ganz normale (primäre adaptive) Emotion von Angst aufgrund von Ungeborgenheit und Schutzlosigkeit tritt angesichts eines harmlosen Streits mit dem Partner plötzlich wieder auf, nach dem Motto: »Ich fühle mich in meiner Partnerschaft so unverstanden und verlassen wie in meiner Kindheit.« Ein weiteres Beispiel ist typisch für den Bereich der Arbeitswelt: Ein Arbeitnehmer erlebt die sachbezogene Kritik vonseiten seines Vorgesetzten fast in derselben belastenden Weise wie die entwürdigende Kritik vonseiten seines unbarmherzigen Vaters in der Kindheit.

Sekundäre Emotionen sind nachträgliche emotionale Reaktionen auf primäre (adaptive und maladaptive) Emotionen. Sie stellen einen Schutz vor diesen schmerzhaften oder bedrohlichen Emotionen dar. Typische Beispiele dafür sind: die sekundäre Angst vor dem Wiedererleben der primären Todesangst angesichts einer heftigen Panikattacke oder die sekundäre Angst vor dem Wiedererleben jener realitätsbezogenen Verlustangst, wie sie in der Kindheit bestanden hatte, anlässlich eines relativ harmlosen Partnerkonflikts.

Wegen der sehr belastenden sekundären Emotionen, die mit zahlreichen körperlichen Symptomen einhergehen, suchen viele Menschen mit einer Generalisierten Angststörung zuerst den Hausarzt auf und gehen oft erst danach zu einer Psychotherapeutin. In der Psychotherapie werden im Laufe der Zeit die oft noch schmerzvolleren (primären maladaptiven) Emotionen sukzessive freigelegt und bearbeitet. Sie werden gezielt aktiviert und in primäre adaptive Emotionen transformiert, wie etwa in realitätsbezogene Angst und Furcht, konstruktive Wut, angemessene Traurigkeit, Zuversicht, Hoffnung oder Neugierde, die es den Betroffenen ermöglichen, im Interesse ihrer Grundbedürfnisse, Werte und Ziele handlungsfähig zu werden bzw. zu bleiben. Es gilt das Motto: »Gefühle kann man nur durch Gefühle ändern.«

Die Betroffenen, die sich durch die im Mittelpunkt ihres Erlebens stehenden sekundären Emotionen von Angst und Erschöpfung sehr belastet fühlen, müssen einen Zugang zu den dahinterliegenden primären, noch viel schmerzhafteren Emotionen aus der Zeit der Kindheit finden, um diese angemessen bewältigen zu lernen und dadurch deren unangemessenes Wiederauftreten in späteren Lebensphasen zu verhindern. Erst danach können sie ein Leben mit weniger Ängsten und Sorgen führen – auf Basis ihrer zentralen Werte und Grundbedürfnisse.

Die Emotionsfokussierte Therapie möchte Menschen mit einer Generalisierten Angststörung helfen, ihre durch bestimmte emotionale Schemata (z. B. Bedrohung) gesteuerten emotionalen Reaktionen bewusst wahrzunehmen und flexibel zu nutzen und schädliche (maladaptive) Emotionen mithilfe von angemesseneren (adaptiveren) emotionalen Reaktionen zu verändern (zu transformieren).

Sechs Prinzipien der Emotionsverarbeitung

In der Emotionsfokussierten Therapie gibt es *sechs Prinzipien der emotionalen Verarbeitung bzw. Veränderung:*[37]

1. *Bewusstheit und Wahrnehmung.* Es geht darum, die eigenen Gefühle und die damit verbundenen körperlichen Empfindungen ganz bewusst wahrzunehmen und so zu akzeptieren, wie sie sind. Gefühle zeigen uns und anderen, was uns wichtig ist. Auf diese Weise erhalten wir Zugang zu unseren Grundbedürfnissen und Handlungsimpulsen.
2. *Ausdruck.* Die Gefühle sollen in Form von Worten oder Handlungen ausgedrückt werden. Dabei geht es nicht um ein Abreagieren aufgestauter Impulse, sondern – erleichtert durch einen besseren Zugang zu den primären adaptiven Emotionen – um entsprechende Mitteilungen an andere Menschen sowie um neue Erfahrungen in sozialen Kontakten.
3. *Regulation.* Es geht dabei nicht primär um die bewusste Kontrolle von Emotionen, vielmehr sorgt allein schon das sprachliche Benennen für

eine stärkere Aktivität des Frontalhirns, speziell des präfrontalen Kortex, wodurch die Tätigkeit unserer emotionalen Zentren, speziell des Mandelkerns (Amygdala) im limbischen System, gedämpft wird.
4. *Reflexion.* Die Bewusstmachung der unbewusst ablaufenden emotionalen Prozesse gibt uns Aufschluss darüber, welche Bedeutung bestimmte Erlebnisse, Personen und Situationen für uns haben und welche Bedürfnisse, Werte und Ziele in uns bestehen, um im Anschluss daran Wege zu deren Realisierung zu finden.
5. *Transformation.* Das wichtigste Prinzip der emotionalen Veränderung besagt, dass Emotionen nur mit Emotionen verändert werden können, indem belastende (primäre maladaptive sowie sekundäre) Emotionen in gesunde (primäre adaptive) Emotionen transformiert werden. Primäre maladaptive Emotionen, etwa hochkommende Gefühle von Traurigkeit oder Angst aus der Zeit der Kindheit, werden durch primäre adaptive Emotionen überlagert und dadurch aufgehoben, wie etwa durch Interesse oder Freude an den gegenwärtigen Aktivitäten und Erlebnissen.
6. *Korrigierende interpersonelle Erfahrungen.* Das bewusste Erleben von primären adaptiven Emotionen und der Zugang zu den dahinterliegenden Grundbedürfnissen tragen dazu bei, dass sich die Betroffenen in ihren sozialen Beziehungen wohler fühlen als bisher.

Der Prozess der therapeutischen Veränderung
Eine erfolgreiche Emotionsfokussierte Therapie umfasst fünf Schritte:
1. *Wahrnehmung der sekundären Emotionen.* Die Patientin nimmt zuerst einmal alle ihre Beschwerden wahr, das heißt ihre momentan vorhandenen Ängste, Sorgenprozesse, Gefühle von Frustration und Hoffnungslosigkeit sowie ihre körperlichen Missempfindungen, geistigen Leistungsdefizite und sozialen Beziehungsprobleme, also alle gegenwärtig bestehenden emotionalen, körperlichen und sozialen Belastungen, deretwegen sie die psychotherapeutische Behandlung machen will. Die belastenden Ängste, die die Patientin als Behandlungsgrund vorbringt, sind zumeist *sekundäre Ängste* – ein Begriff, mit dem sie zu Beginn der Psychotherapie oft noch nichts anfangen kann.
2. *Wahrnehmung der primären maladaptiven Emotionen.* Sie nimmt dann ihre primären maladaptiven Emotionen wahr, mit denen sie vor dem Hintergrund ihrer Lebensgeschichte auf momentan gegebene, schwierige Situationen oder Beziehungskonstellationen reagiert, vor allem *Scham* (sich als schlechter oder gar wertloser Mensch fühlen),

Angst (sich schwach, hilflos und ohne Schutz fühlen) und *Traurigkeit* (sich einsam, abgelehnt oder ausgeschlossen fühlen).
3. *Wahrnehmung der Grundbedürfnisse.* Die Patientin nimmt danach ihre Grundbedürfnisse wahr, die hinter ihren primären maladaptiven Emotionen liegen und hier in ihrer Bedrohtheit zum Ausdruck kommen. Es geht dabei vor allem um die Bedürfnisse nach Bindung, Liebe, Sicherheit und Geborgenheit oder nach Anerkennung und Bestätigung.
4. *Wahrnehmung der primären adaptiven Emotionen.* Sie erlebt danach ihre primären adaptiven Emotionen, die eigentlich in der problematischen Situation unterschwellig vorhanden waren, aber von den sekundären und den primären maladaptiven Emotionen verdeckt wurden. Sie gewinnt aus diesen primären adaptiven Emotionen die Kraft, um ihre Bedürfnisse verwirklichen zu können. Sie zeigt z. B. Ärger in selbstbehauptender Weise (anstatt sich zu schämen), Traurigkeit (anstelle von ständigen irrationalen Ängsten) und Selbstmitgefühl (anstelle von ständiger Selbstabwertung).
5. *Neues Selbstbild.* Als Folge dieses Prozesses gewinnt die Patientin ein neues Bild von sich und ihrer sozialen Umwelt.

Der *Weg zur heilsamen Veränderung* nimmt also seinen Ausgang bei den im Vordergrund des Erlebens stehenden sekundären Emotionen, er führt dann zu den primären maladaptiven Emotionen, hinter denen sukzessive die bedrohten Grundbedürfnisse erkannt werden, sodass die Patientinnen und Patienten einen besseren Zugang zu ihren primären adaptiven Emotionen gewinnen und in der Folge davon ein gesundes Selbstbild und eine bessere soziale Beziehungsfähigkeit entwickeln können.

Dies ist meine langjährige Erfahrung als Psychotherapeut mit Schwerpunkt auf der Behandlung von Angststörungen: Menschen mit einer Generalisierten Angststörung ist oft gar nicht bewusst, dass viele ihrer Ängste eigentlich *sekundäre Ängste* sind. Wenn der Gegenstand ihrer Ängste, etwa Krankheit, Versagen, Verlust oder Enttäuschung, bereits Wirklichkeit wäre, würden sie diese Erwartungsängste gar nicht mehr haben, denn dann wäre das, was sie fürchten, ja schon gegenwärtig und die Angst davor überflüssig. Stattdessen würden sie dann ihre *primären adaptiven Emotionen* wahrnehmen können: das Gefühl von *Traurigkeit* aufgrund von Einsamkeit, Nicht-geliebt-Werden und Verlassensein oder das Gefühl von *realer Angst und akuter Bedrohung,* weil sie im gegenwärtigen Lebensumfeld von wichtigen Beziehungspersonen keinen Schutz bekommen und keine ausreichende Unterstützung erfahren.

Vielen Personen mit einer Generalisierten Angststörung fehlen angemessene Bewältigungsstrategien, mit *primären maladaptiven Emotionen* aus der Vergangenheit umzugehen, die oft mit traumatisierenden Lebenserfahrungen zusammenhängen. Emotional gefärbte Erinnerungen und »alte« Gefühle aus der Vergangenheit kann man nicht einfach vergessen; sie werden durch bestimmte Situationen in der Gegenwart immer wieder aktiviert und kommen dann in Form von primären maladaptiven Gefühlen wieder hoch. Die Betroffenen können jedoch lernen, sie durch *primäre adaptive Gefühle* zu ersetzen oder zumindest zu überlagern, gleichsam zu überschreiben wie eine Computerfestplatte. Sie können z. B. heilsamen *Ärger* entwickeln über das, was sie in der Vergangenheit als Angst oder Scham gefühlt haben, oder *Traurigkeit* über das, was sie in der Vergangenheit nicht erfahren haben, nämlich Wertschätzung und Zuneigung. Auf diese Weise können sie ein Gefühl von Sicherheit oder Selbstakzeptanz entwickeln.

Das komplexe Konzept der Emotionsfokussierten Therapie allgemeinverständlich erklärt
Im Folgenden werden Ihnen die Grundkonzepte der Emotionsfokussierten Therapie anhand von drei typischen Beispielen[38] allgemeinverständlich und anschaulich erklärt. Haben Sie vielleicht ähnliche lebensgeschichtliche Erfahrungen gemacht?

Beispiel I
Die 39-jährige Frau A. verlor vor 14 Jahren ihr erstes Kind, ein zweijähriges Mädchen, durch eine seltene Erkrankung. Die tiefe Trauer über den Verlust des Kindes war gemischt mit – aus ärztlicher Sicht völlig unbegründeten – Schuldgefühlen, dass sie ihre kleine Tochter nicht schnell genug ins Krankenhaus gebracht habe. Sie befand sich in einer fatalen Gefühlsambivalenz von großer Traurigkeit und sehr belastenden Schuldgefühlen, die die Verarbeitung der ganz normalen, also der *primären adaptiven Trauer* sehr erschwerte.

Vier Jahre nach dem Tod ihrer Tochter wurde ihr zweites Kind geboren, ein Sohn. Ungefähr ab dem Zeitpunkt seiner Einschulung wurde sie immer ängstlich-besorgter um ihn. Sie engte den Aktionsradius ihres Sohnes immer mehr ein und kontrollierte alle seine Schritte. Der Junge, inzwischen zehn Jahre alt, verhielt sich extrem »brav«, um dadurch die Ängste seiner Mutter zu vermindern. Es kam deswegen zu massiven Partnerproblemen, weil ihr Mann kein »Muttersöhnchen« haben wollte, sondern einen »richtigen Jungen« ohne besondere Ängste, vor allem angesichts der bevorstehenden Pubertät.

Wenn man die dargestellten Konzepte der Emotionsfokussierten Therapie auf dieses Beispiel anwendet, lässt sich die psychische Befindlichkeit von Frau A. folgendermaßen interpretieren: Vor der Psychotherapie wurde sie von extrem belastenden primären maladaptiven sowie sekundären Emotionen gesteuert. Bei jeder räumlichen Trennung von ihrem Sohn durchlebte sie die alte *primäre adaptive* Emotion von tiefer Trauer, die damals, als sie ihre kleine Tochter verlor, zwar angemessen war, in der Gegenwart jedoch eine *primäre maladaptive* Emotion darstellte, weil diese große Verzweiflung angesichts der kurzen Trennung völlig überzogen war. Das erschwerte wiederum die Verarbeitung der ganz normalen *primären adaptiven* Emotionen in der aktuellen Situation, nämlich des Ärgers über ihren Mann, der häufig auf Dienstreise war und sich für ihr Empfinden nicht ausreichend um den Sohn kümmerte und nicht gut genug auf ihn aufpasste.

In Bezug auf den Sohn war sie von einer *sekundären* Emotion, nämlich einer unbegründeten Verlustangst, gesteuert: Sie befürchtete, sie könnte auch noch ihn durch ein Unglück verlieren – und damit den Sinn ihres weiteren Lebens. In diesem Fall würde sie, so ihre Angst – eine weitere *sekundäre* Emotion – dann psychisch völlig zusammenbrechen und eine längere stationär-psychiatrische Behandlung wegen einer schweren Depression benötigen.

Zusätzlich entwickelte sie noch die *primäre adaptive* Emotion einer einfühlbaren Verlustangst in Bezug auf ihren Mann, und zwar nach einem heftigen Streit, bei dem ihr Mann mit Auszug und Scheidung gedroht hatte, wenn sie sich weiterhin so überängstlich an den Sohn sowie an ihn anklammere. Eine weitere *sekundäre* Emotion bestimmte das Eheleben in den ersten Monaten nach dem sehr emotional geführten Streit: Sie bekam zunehmend Angst davor, einen Wutanfall zu bekommen, wenn ihr Mann weiterhin so wenig einfühlend mit ihr umgehen sollte, und sie wollte dadurch, dass sie ihre Emotionen von Ärger und Wut unterdrückte und zurückhielt, die dann vermeintlich ausschließlich von ihr verschuldete Scheidung verhindern.

Beispiel 2
Die 41-jährige Frau B. lebte in der ständigen unbegründeten Angst, dass ihre an sich gute Ehe einmal in die Brüche gehen könnte, obwohl ihr Mann sie aufrichtig liebte und sie ihn auch. In der Psychotherapie wurde ihr bewusst, dass bei jeder harmlosen Kritik oder vorübergehenden

Nicht-Beachtung vonseiten ihres Mannes in ihr immer wieder die *primäre adaptive* Emotion abgrundtiefer Traurigkeit – in der Gegenwart eine *maladaptive primäre* Emotion – hochkam, die mit der Scheidung ihrer Eltern zusammenhing, als sie elf Jahre alt war und ihren geliebten Vater nur noch selten zu sehen bekam. Im Sinne *sekundärer* Emotionen fürchtete sie sich zum einen davor, dass sie im Falle ihrer eigenen Scheidung damit nicht zurechtkommen könnte und darunter ähnlich hilflos leiden würde wie damals als Kind. Zum anderen hatte sie Angst, dass ihre beiden hochintelligenten Kinder durch den Verlust des Vaters in dieselbe psychische Krise mit massivem schulischen Leistungsabfall geraten könnten wie sie selbst als Kind vor 30 Jahren.

Die tiefere Erkenntnis und bessere Verarbeitung dieser Zusammenhänge in der Therapie ermöglichte es Frau B., viel besser im Hier und Jetzt zu leben als früher, das Zusammensein mit ihrem Mann intensiv zu genießen und nicht bei jedem gemeinsamen Urlaub gleich zu fürchten, es könnte der letzte gewesen sein.

Beispiel 3
Der beruflich sehr erfolgreiche, 37-jährige Herr C. lebte ständig in der Angst, den Erwartungen seines Vorgesetzten und seiner Kunden nicht anhaltend entsprechen zu können. In der Psychotherapie wurde ihm bewusst, dass er von *primären maladaptiven* Emotionen gesteuert wurde: Er erinnerte sich immer wieder an seine Kindheit, an die ständige Erniedrigung und emotionale Zurückweisung durch seinen Vater, dem keine seiner Leistungen gut genug gewesen waren und der nie ein lobendes Wort für ihn übrig gehabt hatte. Im therapeutischen Gespräch durchlebte er erneut die damaligen *primären adaptiven* Emotionen von Schmerz und Wut, die hinter seinen sekundären Versagensängsten verborgen waren.

Im Sinne *sekundärer* Ängste vor ähnlicher Kritik und Ablehnung, bis hin zur völlig unbegründeten Furcht vor einer Kündigung aufgrund von schweren beruflichen Fehlentscheidungen, arbeitete er täglich viele Stunden ohne ausreichende Erholung, sodass er ein Burn-out-Syndrom entwickelt hatte und von seinem Hausarzt mit der Diagnose »Erschöpfungsdepression« zur Psychotherapie überwiesen worden war. Bereits in den ersten Sitzungen wurde deutlich, dass er zusätzlich von einer weiteren *sekundären* Angst gesteuert wurde: Er fürchtete, durch seine häufige beruflich bedingte Abwesenheit von zu Hause könnte er seinen beiden Söhnen ein noch schlechterer Vater sein, als es sein immerhin physisch anwesender Vater ihm gegenüber in seiner Kindheit gewesen war. Der bessere Zugang zu seinen *primären adaptiven* Emotionen mit dem dahinterstehenden Grundbedürfnis, ein guter Vater für seine beiden Söhne sein und mehr mit ihnen unternehmen zu wollen, führte zu einer positiven Verhaltensänderung: Er verbrachte weniger Zeit in der Firma und machte weniger Überstunden bei gleichem beruflichen Erfolg und sogar weiteren Aufstiegschancen. Das Gefühl von Freude, also eine *primäre adaptive* Emotion, beim Zusammensein mit seinen Kindern erleichterte es ihm, seine Versagensangst im Beruf, also die *sekundäre* Emotion, leichter zu bewältigen.

Diese drei Beispiele zeigen anschaulich, wie sehr Menschen mit einer Generalisierten Angststörung von Emotionen unterschiedlicher Art überflutet werden. Sie machen deutlich, dass eine Psychotherapie und vor allem auch eine Selbstbehandlung zu kurz greifen bzw. an der Oberfläche bleiben, wenn nur die krankmachenden sekundären Emotionen wahrgenommen bzw. behandelt und nicht auch die dahinter liegenden primären maladaptiven Emotionen bewusst gemacht und verarbeitet werden. Erst dann ist es möglich, die primären adaptiven Emotionen im Hier und Jetzt intensiv zu erleben.

Ängste und Sorgen verleiten Personen mit generalisierten Ängsten ständig dazu, sich mit der Zukunft und den möglichen Bedrohungsszenarien zu beschäftigen, ohne dabei ausreichend auf die *Bedürfnisbefriedigung in der Gegenwart* zu achten. Aus diesem Grund weist die Emotionsfokussierte Therapie auf die zentrale Bedeutung der primären adaptiven und maladaptiven Emotionen hin, hinter denen die verborgenen *Grundbedürfnisse wahrzunehmen* sind, anstatt psychische Gesundheit nur durch die *Beseitigung* der sekundären bzw. primären maladaptiven Emotionen zu erwarten.

Die Konzepte der Emotionsfokussierten Therapie drücken mit Fachbegriffen genau das aus, was ich meinen Patientinnen und Patienten mit Angststörungen in meiner psychotherapeutischen Arbeit schon seit vielen Jahren auf diese Weise versuche nahezubringen: Menschen mit Ängsten leben zu wenig in der *Gegenwart* und vernachlässigen jeden Tag in folgenschwerer Weise ihre momentanen Wünsche und Bedürfnisse. Sie leben mental ständig in der *Vergangenheit*, innerlich beschäftigt mit nicht abgeschlossenen »alten Geschichten« oder mental ständig in der *Zukunft*, in der ähnlich schlimme Situationen und Ereignisse wie in der Vergangenheit auftreten könnten. Andere wiederum befürchten bei einem bislang sehr zufriedenstellenden Leben, dass durch einen schlimmen Schicksalsschlag alles zerstört werden könnte, was sie bisher erreicht haben, ohne dass sie in der Gegenwart konkret etwas gegen derartige unwahrscheinliche, aber nicht völlig ausschließbare Katastrophen unternehmen können. Voller Angst und Sorge, dass in der Zukunft etwas Schlimmes passieren könnte, verpassen sie die Chancen des Tages, und dies Monat für Monat und Jahr für Jahr!

Ähnlichkeiten mit der Schematherapie nach Young
In ähnlich emotionszentrierter Weise wie die Emotionsfokussierte Therapie geht auch die *Schematherapie* nach Young vor. *Negative Schemata*, also emotionale Erlebensmuster, sind laut Schematherapie im Kind-Modus oder im internalisierten Eltern-Modus gespeichert und werden im Hier und Jetzt in Form primärer maladaptiver Emotionen abgerufen. Das Ziel ist zu lernen, die Gegenwart und die Zukunft im reifen Erwachsenen-Modus wahrzunehmen und zu erleben.

Bei einer Generalisierten Angststörung geht es dann darum, die ursprüngliche Angst, wie sie im *Kind-Modus* gespeichert ist, voll und ganz zuzulassen, z. B. »Ich fühle mich hilflos ausgeliefert« oder »Keiner mag mich«. Danach gilt es, sich im *Modus des gesunden Erwachsenen*, im Bewusstsein der eigenen momentanen Fähigkeiten, zu sagen: »Das ist eine alte Angst; als Erwachsener habe ich jetzt andere Möglichkeiten als in der Kindheit«, »Die alte Angst ist nur ein Teil in mir, ich besinne mich jetzt auf meine Stärken.«

Nur im Rahmen einer Psychotherapie kann es ausreichend gelingen, den sekundären Prozess des ständigen Sich-Sorgen-Machens zu unterbrechen und die dahinterstehenden schmerzhaften (primären maladaptiven) Emotionen zu verarbeiten. Im Rahmen einer Selbsthilfeanleitung kann es zumindest ansatzweise gelingen, einen Selbstheilungsprozess in Gang zu setzen.

Mithilfe der folgenden Anleitungen können Sie lernen, in einen hilfreichen Dialog mit zwei verschiedenen Persönlichkeitsanteilen, Ihrem Sorgen-Selbst und Ihrem gesunden Selbst, zu treten. Drei verschiedene Dialogformen – Sorgendialog, Bedürfnisdialog und Beruhigungsdialog – sollen Ihnen einen besseren Umgang mit der Thematik Ihrer Generalisierten Angststörung ermöglichen, soweit dies im Rahmen einer Selbstbehandlung überhaupt gelingen kann.

Sorgendialog – im Gespräch mit dem Sorgen-Selbst
In der Emotionsfokussierten Psychotherapie erfolgt die Angst-und-Sorgen-Bewältigung mithilfe des *Zwei-Stühle-Dialogs*. Das Sorgen-Selbst, das heißt der ständige innere Sorgenmacher, und das andere, gesunde Selbst nehmen jeweils auf einem Stuhl Platz und führen einen Dialog

miteinander. Die Betroffenen übernehmen also, wie bei einem Rollenspiel, einen Anteil ihrer Persönlichkeit und sprechen aus dieser Perspektive mit dem anderen Teil von sich selbst, der auf dem zweiten Stuhl sitzt. Sie wechseln dabei jeweils den Stuhl, um sich dadurch in jede Rolle möglichst intensiv hineinversetzen zu können.[39]

Führen Sie im Rahmen Ihrer Selbstbehandlung in ähnlicher Weise einen schriftlichen Dialog zwischen diesen beiden Teilen Ihrer Person, Ihrem Sorgen-Selbst und Ihrem gesunden Selbst, oder nehmen Sie diesen Dialog mithilfe der Sprachmemofunktion Ihres Handys auf und hören Sie ihn später mehrfach an:

- Nehmen Sie zuerst die *Position Ihres Sorgen-Selbst* ein, das Sie als Ihren ständigen *inneren Sorgenmacher*, aber auch als Ihr *wohlmeinendes Beschützer-Selbst* bezeichnen können, das Sie vor Katastrophen warnen will. Beginnen Sie den Dialog aus der Perspektive des Sorgen-Selbst und sagen Sie Sätze wie: »Du bist für alles verantwortlich, kannst mit den Folgen nicht umgehen und wirst an allem schuld sein.« Seien Sie bei der Äußerung Ihrer Ängste und »Was wäre, wenn …?«-Sorgen und Warnungen so konkret und spezifisch wie möglich, damit die gefürchteten Situationen in sehr lebendiger Form vor Ihr inneres Auge treten und Sie alle Ihre Emotionen deutlich wahrnehmen können. Handelt es sich dabei um realistische Sorgen oder eher um Befürchtungen ohne Realitätscharakter? Sind es Warnungen, die für die gegenwärtige Situation angemessen sind, oder handelt es sich um Ängste, die aus schmerzhaften Erfahrungen aus der Vergangenheit stammen, die Sie zukünftig keinesfalls mehr wiedererleben möchten, also um primäre maladaptive Emotionen?

- Nehmen Sie anschließend die Position *Ihres anderen Selbst, des normalen, gesunden Persönlichkeitsanteils*, ein. Lassen Sie in dieser Rolle alles ohne Vermeidungs- und Unterdrückungsstrategien auf sich einwirken, was das Sorgen-Selbst als Beschützer-Selbst und Angst-Macher Ihnen an Warnungen und Mahnungen vor Augen führt, und nehmen Sie alle dabei auftretenden schmerzhaften Emotionen und körperlichen Empfindungen, bis hin zu belastenden Symptomen wie Herzrasen, Schwitzen, Schwindel oder Beklemmungsgefühlen, so intensiv wie möglich wahr, ohne dagegen anzukämpfen oder Zukunftsfantasien zu entwickeln, was im schlimmsten Fall passieren könnte. Welche positiven primären adaptiven Emotionen, wie etwa Neugierde, Interesse, Liebe oder Freude, könnten Ihnen bei der Überwindung Ihrer Ängste und Sorgen helfen? Auf welche Ressourcen, Stärken und Fähigkeiten können Sie in der Position Ihres gesunden Selbst zurückgreifen, um den Befürchtungen Ihres Sorgen-Selbst etwas entgegenzusetzen? Welche Erfolgserlebnisse in der Vergangenheit könnten Ihre Zuversicht stärken, mit aufkommenden Ängsten und Sorgen einigermaßen gut zurechtzukommen? Wenn keine dieser Strategien ausreichend hilfreich ist, haben Sie die Grenzen einer Selbstbehandlung erreicht. Sie sollten sich dann unbedingt an eine erfahrene Psychotherapeutin oder einen Psychotherapeuten wenden.

Die *Arbeit mit Ihrem inneren Sorgenmacher* (»Dir wird etwas Schreckliches passieren«) ist von zentraler Bedeutung. Betrachten Sie Ihr Sorgen-Selbst als verantwortungsbewussten Angst-Macher und wohlmeinendes Beschützer-Selbst: Ihr besorgter Teil ist die Stimme Ihrer Ängste und Sorgen, die Ihnen jeweils das Schlimmste vor Augen führt, Sie an die negativsten Erlebnisse in der Vergangenheit erinnert und Sie vor den größtmöglichen Katastrophen in der Zukunft warnt, weil es Sie davor bewahren will. Es tritt als wohlmeinender Beschützer Ihrer Person auf und möchte nur das Beste für Sie und andere, um Ihnen das zu ersparen, was Sie in der Vergangenheit schmerzhaft erlebt haben und keinesfalls wiedererleben möchten.

Der innere Dialog zwischen Ihrem Sorgen-Selbst und Ihrem anderen, gesunden Selbst hilft Ihnen auch zu erkennen: *Sie selbst (als Sorgen-Selbst)* sind der Auslöser dafür, dass Sie sich fürchten; es ist nicht einfach nur der unkontrollierbare Prozess des ständigen Sich-Sorgen-Machens, dem Sie ausgeliefert sind und der in Form einer mysteriösen psychischen Störung namens Generalisierte Angststörung sichtbar wird. Sie meinen es eigentlich gut mit sich selbst und anderen, auch wenn es in der Folge davon zu belastenden chronischen Ängsten und Sorgen kommt.

Die Emotionsfokussierte Therapie bietet Ihnen eine sehr hilfreiche Sichtweise und Perspektive an: Ihr innerer Sorgenmacher muss sich nicht ändern; er darf weiterhin kritisch und ängstlich-besorgt bleiben. Es kommt vielmehr darauf an, dass Sie in der Rolle Ihres gesunden Selbst stärker werden und zu einem selbstbewussten Verhandlungspartner werden, der sich dem inneren Sorgenmacher gegenüber gut behaupten kann.

Bedürfnisdialog – im Gespräch mit dem gesunden Selbst und seinen Grundbedürfnissen

Bei diesem Dialog geht es zum einen darum herauszufinden, was eigentlich Ihre *Grundbedürfnisse* sind. Zum anderen geht es darum zu schauen, was Sie tun können, um die Erfüllung Ihrer Grundbedürfnisse in bestmöglichem Ausmaß zu erreichen.

Sie wissen nicht, was Ihre Grundbedürfnisse sind? Das kann ich als Psychotherapeut sehr gut verstehen. Ihre krankheitswertigen Ängste und Sorgen drehen sich nämlich stets darum, was Sie bedroht und was Sie verlieren könnten. Blicken Sie doch einmal dahinter: Welche unerfüllten Wünsche und bedrohten Grundbedürfnisse sind hinter Ihren ständigen ängstlichen Befürchtungen und »Was wäre, wenn …?«-Sorgen verborgen? Erst wenn Sie diese Grundbedürfnisse erkannt haben, können Sie mithilfe Ihrer positiven primären adaptiven Emotionen – etwa Freude, Liebe, Interesse, Neugierde und Zuversicht – daran arbeiten, die bestmögliche Lebensqualität zu erreichen.

Viele Menschen mit einer Generalisierten Angststörung können oft gar nicht positiv formulieren, welche Ziele sie auf der Basis ihrer zentralen Lebenswerte und fundamentalen Grundbedürfnisse eigentlich im Leben erreichen möchten, weil sie andauernd in den Kampf gegen ihre Ängste und Sorgen verstrickt sind. Geht es auch Ihnen so? Dann besinnen Sie sich doch einmal darauf, was Ihnen im Leben wirklich wichtig ist und was Sie versäumt und nicht erlebt hätten, wenn Sie morgen sterben müssten.

Aus meiner Sicht fehlt vielen Patientinnen und Patienten mit einer Generalisierten Angststörung die ganz normale Angst, dass sie im Leben zu kurz kommen könnten, wenn sie so weitermachen wie bisher. Angst in diesem Sinne ist eine primäre adaptive Emotion, die uns zum Handeln antreibt, um nicht die Chancen in der Gegenwart bzw. nächsten Zukunft zu verpassen. Halten Sie sich an das Motto: »Lebe jeden Tag so, als ob er dein letzter wäre« – und das alle Tage des weiteren Lebens!

Sprechen Sie nun in Gestalt des gesunden Selbst mit Ihrem Sorgen-Selbst über Ihre *Grundbedürfnisse* und sagen Sie ihm, was Sie brauchen, damit es Ihnen besser gehen kann. Formulieren Sie Ihre Wünsche und Ziele so klar und deutlich, dass nicht einmal Ihr Sorgen-Selbst etwas dagegen einwenden kann, etwa so: »Ich werde zukünftig viel unternehmen, vermehrt meinen Hobbys nachgehen und neue Erfahrungen machen, um mehr Freude im Leben zu haben. Ich werde spontaner sein und nicht alles aus Angst vor Fehlern oder Versagen rigide planen. Ich werde auf regelmäßige Entspannung achten und mir Zeiten der inneren Ruhe gönnen, um dem Alltagsstress nicht mehr so ausgeliefert zu sein wie bisher. Ich werde meinen Ärger und meine Enttäuschung meiner Familie und meinen Freunden gegenüber angemessen zum Ausdruck bringen, anstatt in konfliktvermeidender Weise zu schweigen, wenn es um meine berechtigten Anliegen geht. Ich werde mich von überzogenen Erwartungen in Partnerschaft, Familie und Beruf besser abgrenzen, auch wenn die anderen dann von mir enttäuscht sein könnten. Ich wünsche mir von meiner Familie mehr Zuwendung und Anerkennung, anstatt ohne besonderen Dank immer nur funktionieren zu müssen. Ich wünsche mir von meinem Mann mehr Zärtlichkeit und nicht bloß Sex. Ich wünsche mir von meiner Psychotherapeutin, dass sie mich ernst nimmt, auf meine Bedürfnisse eingeht und mich zwar fordert, aber nicht überfordert.«

Beruhigungsdialog – Coaching des Sorgen-Selbst durch das gesunde Selbst

Beim Dialog zwischen Ihrem Sorgen-Selbst und Ihrem gesunden Selbst geht es vor allem auch darum, dass Sie angesichts Ihrer ständigen Ängste und Sorgen lernen, *sich selbst zu beruhigen*.

Sagen Sie in Gestalt Ihres gesunden Selbst klar und deutlich zu Ihrem Sorgen-Selbst, dass Sie in der Lage sind, angemessen auf sich aufzupassen, trotz möglicher Gefahren. Coachen Sie in der Rolle Ihres gesunden Selbst Ihr Sorgen-Selbst so, wie Sie eine andere Person mental aufbauen und ermutigen würden, etwa in folgender Weise: »Es ist schon okay, wenn du aufgrund deiner schwierigen Lebensgeschichte vorschnell ängstlich und besorgt reagierst. Ich nehme dich weiterhin ernst als weise Ratgeberin und Beschützerin vor möglichen Gefahren. Ich werde so gut wie möglich auf uns beide aufpassen, damit uns nichts Schlimmes passiert. In Zukunft will ich jedoch mutig und entschlossen handeln, um alle Chancen zu nutzen, damit wir beide mehr vom Leben haben als bisher. Du kannst mir vertrauen, dass ich das Beste für uns beide will. Wir sind ein gutes Team: Deine Ängste und Sorgen und meine Fähigkeiten und meine Zuversicht ergänzen sich gegenseitig und begleiten auf gute Weise all unsere Aktivitäten.«

Schritt 8
Konfliktbewältigung: Klären Sie Ihre Beziehungskonflikte

Bewältigen Sie Probleme in Partnerschaft und Familie

Wie eng hängen Ihre Ängste und Sorgen mit partnerschaftlichen oder familiären Problemen zusammen? Gestehen Sie sich im Falle ungelöster Beziehungsprobleme ein: Hinter Ihren Ängsten und ständigen »Was wäre, wenn ...?«-Sorgen steht Ihre Furcht vor dem möglichen Zusammenbruch Ihrer wichtigsten Beziehungen und dem Verlust der sozialen Geborgenheit. Vertreten Sie Ihre Rechte, Wünsche und Grundbedürfnisse trotz Ihrer Verlustängste.

Belastende Beziehungskonflikte entstehen oft gerade dann, wenn Frauen mit einer Generalisierten Angststörung mit mehr Power als bisher ihre Anliegen in Partnerschaft und Familie einbringen, was die anderen Familienmitglieder bisher nicht gewohnt waren.

Wie sehr haben Sie in der Vergangenheit – unter Vernachlässigung Ihrer eigenen Bedürfnisse – die realen oder vermeintlichen Bedürfnisse anderer zu befriedigen versucht? Haben Sie es als Frau und Mutter schon einmal so gesehen, dass hinter Ihrem Sich-Sorgen-Machen letztlich *Ärger, Frustration und Enttäuschung* im Hinblick auf die Partnerschaft oder Familie stehen können?

Aus Angst, dass die familiäre oder partnerschaftliche Geborgenheit verloren gehen könnte, halten viele Menschen mit generalisierten Ängsten, die häufig auch von großen Verlustängsten geprägt sind, eine *Scheinharmonie* aufrecht, unfähig zur Lösung der schon länger schwelenden Beziehungskonflikte mit dem Partner, mit einem Kind, einem Eltern- oder Schwiegerelternteil.

Wünsche und Gefühle werden oft nicht geäußert, weil die nötigen Strategien fehlen, mit zwischenmenschlichen Konflikten angemessen umzugehen. Das gilt vor allem für jene Personen mit einer Generalisierten Angststörung, die gleichzeitig auch eine hohe soziale Ängstlichkeit im Sinne einer *Sozialen Phobie* aufweisen. Haben auch Sie große Angst vor sozialer Kritik oder gar Ablehnung?

Suchen Sie eine Aussprache im Rahmen der Partnerschaft bzw. Familie, um Ihre Beziehungsprobleme zu lösen, oder schlagen Sie eine *Paar- bzw. Familientherapie* vor, um die manifesten und latenten Konflikte einer Klärung zuzuführen. Ungelöste partnerschaftliche bzw. familiäre Konflikte, vor allem auch bei komplizierten Patchwork-Familien oder im Zusammenleben mit Verwandten bzw. mehreren Generationen können eine Generalisierte Angststörung aufrechterhalten.

Können Sie eine anhaltende Befindlichkeitsverbesserung durch eine bessere Abgrenzung gegenüber Ihren Eltern bzw. Schwiegereltern erreichen? Fällt es Ihnen schwer, Ihre Kinder in altersgemäßer Weise loszulassen und darauf zu vertrauen, dass sie aufgrund Ihrer Erziehung das Richtige tun werden? Entwickeln Sie ein gesundes Maß an Nähe und Distanz zu emotional bedeutsamen Menschen. Dies ist eine gute Grundlage für ein Leben mit weniger belastenden Ängsten und Sorgen.

Größere *Veränderungen* im Rahmen einer ganz normalen partnerschaftlichen bzw. familiären Situation können eine zuletzt nur noch latent vorhandene Generalisierte Angststörung ganz plötzlich wieder entfachen, weil sie das Gefühl einer bedrohlichen Unsicherheit auslösen. Typisch sind folgende Themen: Zusammenziehen mit dem Partner bzw. der Partnerin, Heirat, mögliche Trennung, Geburt eines Kindes, bestmögliche Betreuung kleinerer Kinder, Kinder in der Pubertät mit verstärkten Bedürfnissen nach Autonomie, Auszug eines Kindes, Konflikte mit dem Freund bzw. der Freundin eines Kindes, Umzug, Hausbau, wohnungsbedingter größerer räumlicher Abstand von den Eltern, verstärkter Außendienst des Partners oder der Partnerin, eigene Arbeitslosigkeit, Verlust des Arbeitsplatzes eines Familienmitglieds, Tod oder schwere Erkrankung eines nahen Angehörigen.

Finden Sie passende Problemlösungsstrategien zur Bewältigung dieser realen Beziehungsprobleme, wie sie in Übergangsphasen des Lebens oft auftreten können, und machen Sie daraus keine unrealistischen Ängste und »Was wäre, wenn ...?«-Sorgen im Sinne einer Generalisierten Angststörung. Bloßes Sich-Sorgen-Machen löst keine Probleme.

In ähnlicher Weise sollten Sie auch darauf achten, dass Ihre ängstliche Besorgtheit nicht durch ungeklärte Beziehungskonflikte am Arbeitsplatz unnötig verstärkt wird. Was stört oder belastet Sie am Arbeitsplatz?

In Bezug auf schwierige Lebenssituationen können Ihnen vielleicht folgende Fragen helfen: Was können Sie zusammen mit anderen Menschen ändern? Wo können Sie nur Ihre Sichtweisen und Ihr eigenes Verhalten ändern, weil die Situation und die jeweiligen Personen nicht so veränderbar sind, wie Sie es gerne hätten?

Finden Sie Ihren zentralen Beziehungskonflikt heraus

Im menschlichen Zusammenleben wird es immer wieder Probleme geben, lösbare und unlösbare. Versuchen Sie, im Sinne des *psychodynamischen Erklärungsmodells* für eine Generalisierte Angststörung (siehe das Kapitel »Wenn unsichere und konflikthafte Bindungen Ängste und Sorgen fördern« in Teil 2) herauszufinden, worin letztlich Ihr derzeit zentraler *intrapsychischer oder interpersoneller Konflikt* besteht. Da dieser Konflikt in seiner ganzen Tragweite vielleicht nur auf dem Hintergrund Ihrer Lebensgeschichte verstehbar ist, aber dennoch in der Gegenwart gelöst werden muss, wie etwa die Angst vor dem Verlust der Geborgenheit in Partnerschaft und Familie, kann es sinnvoll sein, dies im Rahmen einer Psychodynamischen Psychotherapie zu machen.

Dabei geht es um folgende zentrale Fragen: Was ist Ihr Wunsch bzw. Grundbedürfnis in einer bestimmten zwischenmenschlichen Situation? Wie reagieren die anderen darauf? Auf welche Weise reagieren Sie wiederum auf diese Reaktion? Wie können Sie zukünftig angemessener in diesem sozialen Kontext reagieren, um die Befriedigung Ihrer Grundbedürfnisse zu erreichen? Der zentrale Beziehungskonflikt muss nicht vollständig gelöst sein; es reicht oft, wenn Sie besser damit umgehen können.

Aus psychoanalytischer Sicht stellen Ihre Ängste und Sorgen einen *Abwehrmechanismus* dar, der Sie vor Vorstellungen oder Gefühlen schützt, die noch schlimmer sind als Ihre momentanen Ängste und Sorgen. Laut Psychoanalyse haben Menschen mit einer Generalisierten Angststörung eine verminderte Fähigkeit, Sicherheit, Gewissheit und Geborgenheit in sich selbst herzustellen, weil Sicherheit gebende Beziehungserfahrungen in der Vergangenheit nicht ausreichend internalisiert werden konnten. In der Gegenwart versuchen die Betroffenen daher, Sicherheit und Geborgenheit über die jederzeit mögliche Nähe und Erreichbarkeit der Hauptbezugspersonen zu erfahren. Im Fall von vorübergehender Abwesenheit führt dies dann zu Kontrolltendenzen gegenüber den anderen, die interpersonelle Konflikte auslösen können.

Intrapsychisch besteht bei den Betroffenen ein Konflikt zwischen dem Bedürfnis nach Bindung bzw. Sicherheit und dem Wunsch nach Autonomie. Der Abbau von Verlustangst und die Entwicklung von Autonomie können aber nur gelingen, wenn sie mehr Sicherheit und Geborgenheit in sich selbst finden.

Machen Sie sich auch bewusst: Vorübergehendes Alleinsein können Sie nur dann einigermaßen gut aushalten oder sogar genießen, wenn Sie mit sich selbst etwas anfangen können. Fällt es Ihnen schwer, sich in Abwesenheit nahestehender Personen mit sich selbst zu beschäftigen? Dann bringen Ihre ständigen Ängste und Sorgen in Bezug auf das Wohlergehen der anderen möglicherweise zum Ausdruck, dass Sie zu wenig bei sich bleiben können, um Ihre eigenen Bedürfnisse zu verwirklichen.

Schritt 9
Verbesserung des Wohlbefindens: Nutzen Sie Entspannung, Sport und Hobbys

Finden Sie die passende Entspannungsmethode

Die Bedeutsamkeit von Entspannung

Die *Unfähigkeit, sich zu entspannen,* ist ein diagnostisches Merkmal von Menschen mit einer Generalisierten Angststörung. Die Betroffenen sind ständig auf dem Sprung, den ganzen Tag über angespannt wie ein Läufer vor dem Start, in Erwartung einer Gefahr, was zu einem körperlichen und psychischen Erschöpfungsgefühl führt.

Bei generalisierten Ängsten ist das vegetative Nervensystem aus dem Gleichgewicht geraten. Der gesunde Wechsel von sympathischer und parasympathischer Aktivierung ist aufgrund des ständigen Sich-Sorgen-Machens gestört. Der übermäßigen Aktivität des sympathischen Nervensystems, das für körperliche Leistungen zuständig ist, steht eine zu geringe Aktivität des parasympathischen Nervensystems gegenüber, das für Ruhe, Entspannung und Erholung sorgt. Die sogenannte *Vagus-Bremse,* das heißt die entspannende Wirkung des Vagusnervs, des größten Nervs des parasympathischen Nervensystems, funktioniert nicht richtig, weshalb der Körper ständig hochtourig läuft.

Als wichtiges Zeichen für eine gut funktionierende Anpassungsfähigkeit des vegetativen Nervensystems an Stress und Ruhe gilt eine *hohe Herzraten-Variabilität (HRV).* Es handelt sich dabei um eine rhythmische Schwankung der Herzfrequenz, die in einer deutlichen Erhöhung bei körperlicher Aktivität und in einer erheblichen Absenkung in Ruhe besteht.

Viele Menschen mit einer Generalisierten Angststörung weisen laut Studien[40] – ähnlich wie andere angstkranke und vor allem auch depressive Patientinnen und Patienten – eine *niedrige Herzratenvariabilität* auf: Das Herz läuft situations- und befindlichkeitsunabhängig auf hohen Touren. Im Falle einer gleichzeitig vorhandenen Depression ist die Herzraten-Variabilität oft noch geringer. Das ist im Hinblick auf die langfristige Herz-Kreislauf-Gesundheit ein sehr bedenklicher Umstand, weil die körperliche Überaktivität selbst im Ruhezustand nicht mehr durch die Möglichkeit von Erholung und Regeneration ausgeglichen werden kann.

Die körperlichen Abläufe, wie es dazu kommt, sind seit Langem bekannt: Bei Erregung durch das limbische System, speziell durch den Mandelkern, schüttet im Mittelhirn der Hypothalamus, das wichtigste Steuerungsorgan des vegetativen Nervensystems, das sogenannte Corticotropin-releasing-Hormon (CRH) aus, das in der Hypophyse, der Steuerungszentale für alle Hormonsysteme, das adrenocorticotrope Hormon (ACTH) freisetzt, das wiederum in der Nebennierenrinde die Ausschüttung des Dauerstresshormons Cortisol bewirkt.

Neben einer angemessenen Emotionsregulation, die dämpfende Auswirkungen auf das limbische System hat, und einer kognitiv orientierten Therapie, die eine bessere Steuerungsfähigkeit des Frontalhirns, speziell des präfrontalen Kortex, bewirkt, sind auch direkte Interventionen auf körperlicher Ebene erforderlich, um einen schädlichen körperlichen und emotionalen Dauerstress als Folge generalisierter Ängste zu verhindern.

Ein *Entspannungstraining* bei einer Generalisierten Angststörung bezieht sich gewöhnlich auf zwei körperbezogene Ziele: *richtige (verlangsamte bzw. effizientere) Atmung und zunehmende Muskelentspannung*. Bei starken Emotionen wie Angst verändert sich die Atmung. Die Betroffenen atmen im unbewegten Zustand zu viel ein und zu wenig aus. Die Muskulatur verharrt aufgrund der ständigen Ängste und Sorgen in einer chronischen Anspannung, die auf Kampf oder Flucht vorbereitet, ohne dass tatsächlich eine Bewegung erfolgt. Der muskuläre Anspannungszustand wird vom Gehirn als Zeichen einer drohenden Gefahr interpretiert, was die Anspannung weiter erhöht, obwohl gar keine reale Gefahr besteht.

Autogenes Training
Diese Form der *suggestiven Selbstbeeinflussung,* die aus der klassischen Hypnose abgeleitet wurde, ermöglicht bei regelmäßigem Training mithilfe von sechs körperbezogenen Übungen eine immer schnellere und tiefere Entspannung. Ziel der Übungen sind eine Entspannung der Muskulatur (»Schwere-Übung«), eine verbesserte Durchblutung (»Wärme-Übung«), eine entspannende Rhythmisierung von Atmung und Herzschlag (»Atem-Übung« und »Herz-Übung«) sowie ein Wohlbefinden im Bauchraum (»Sonnengeflecht-Übung«) und im Kopfbereich (»Stirnkühle-Übung«).

Im Laufe der Zeit werden zusätzlich sogenannte *formelhafte Vorsatzbildungen* eingesetzt. Meine persönliche Formel lautet seit Jahrzehnten: »Ich bin ganz ruhig und entspannt, fröhlich und gelassen.«

Progressive Muskelentspannung nach Jacobson
Bei dieser Entspannungsmethode werden *zahlreiche Muskelgruppen* im ganzen Körper nacheinander (»progressiv«) in einer bestimmten Reihenfolge zunächst bewusst angespannt und dann während der Ausatmung entspannt. Über den Weg der *Muskelermüdung* kommt es im Laufe der Zeit zu einem tiefen Entspannungseffekt.

Atemtechniken
Die bewusste Beeinflussung der Atmung führt dazu, dass sich das vegetative Nervensystem beruhigt. Eine gute *Zwerchfellatmung*, auch »Bauchatmung« genannt, sowie verschiedene Formen des langsamen Ausatmens entspannen nicht nur die Muskulatur, sondern senken auch Puls und Blutdruck. Bereits die bewusste Wahrnehmung, wie wir ganz normal ein- und ausatmen, ohne dabei die Atmung zu beeinflussen, führt zur Fokussierung der Aufmerksamkeit und damit zur Entspannung.

Atmen Sie bei Angst und Stress durch die Nase ein, als würden Sie einen angenehmen Duft in sich aufnehmen, während Sie den Mund geschlossen halten. Atmen Sie – mit leichtem Druck gegen Ihre fast geschlossenen Lippen – langsam aus, als würden Sie neben der verbrauchten Luft auch alle innere Anspannung wegatmen – eine Ausatemtechnik, die auch für Asthmatiker geeignet ist und *Lippenbremse* genannt wird. Bei Angst und Stress neigen wir zur Einatmung, was ohne Bewegung zu Beklemmungsgefühlen im Brustkorb führen kann. Achten Sie bei Angst und Panik daher darauf, vollständig auszuatmen, bevor Sie einatmen.

Eine Atmung im sogenannten *Baroreflexrhythmus* bewirkt rasch eine Absenkung der Herzfrequenz: Atmen Sie langsam vertieft in den Bauch ein, etwa vier Sekunden lang, und dann etwa sechs Sekunden lang aus, sodass sich eine Atemfrequenz von sechs pro Minute ergibt.

Eine positive, rasch wirksame Einflussnahme auf die Atmung, aber auch auf andere Funktionen des vegetativen Nervensystems lässt sich im Rahmen vieler stationärer und ambulanter Behandlungsangebote durch ein sogenanntes *Biofeedback-Training* erreichen.

Entspannung als »Nebenprodukt« anderer Methoden
Empfehlenswert sind neben den genannten Entspannungstechniken auch umfassendere Methoden, die einen großen Entspannungseffekt

haben, obwohl dieser nicht das hauptsächliche Ziel der Übungen ist: Yoga, Qigong, Tai Chi, Meditation oder achtsamkeitsbasierte Stressreduktion.

Wenn Entspannung unerwartete Probleme bereitet
Schlafen Sie bei Entspannungsübungen im Liegen öfter ein? Dann ist dies ein Zeichen dafür, dass sich Ihr Körper vorher in einem großen Erschöpfungszustand befunden hat. Machen Sie die Übungen tagsüber nur dann, wenn Sie nicht zu müde sind. Sie sollen ja lernen, sich bei vollem Bewusstsein zu entspannen.

Bei *starker muskulärer Verspannung* können als Folge von Entspannungsübungen anfangs nicht nur starke Muskelzuckungen als Ausdruck der elektrischen Entladung der Muskulatur auftreten, sondern vor allem auch Angst machende *Gefühle des Schwebens und Fallens*. Diese völlig normalen Zustände sind Ausdruck des ungewohnten Gefühls des Loslassens, das vielen Betroffenen, die immer alles »im Griff« haben möchten, anfangs große Probleme bereitet. Subjektiv beunruhigende Gefühle zu fallen, sind der Grund, warum viele Menschen bei zunehmender Entspannung nochmals die Augen öffnen, um sich im Raum zu orientieren, bevor sie sich in noch tiefere Entspannung fallen lassen.

Menschen mit generalisierten Ängsten können im Rahmen von Entspannungsübungen, vor allem bei eher passiven Entspannungstechniken wie Autogenem Training, zumindest zu Beginn der Übungen noch mehr Angst bekommen, und zwar als Folge der ungewohnten Erfahrung des körperlichen Spannungsabfalls. Entspannung und eine geringe Erregungsstufe sind für die Betroffenen schwer aushaltbar.

Entspannungsbedingte Angst tritt bei Menschen mit einer Generalisierten Angststörung gemäß dem Modell der emotionalen Kontrastvermeidung gerade dann als paradoxer Effekt auf, wenn sie zur Ruhe kommen. Sie bleiben aufgrund lebensgeschichtlicher Erfahrungen lieber in einem Zustand hoher Anspannung, um nicht von belastenden negativen Kontrasterlebnissen, wie sie nach Ruhephasen auftreten könnten, überrascht zu werden. Entspannung macht die Betroffenen nach eigener Aussage verwundbarer für spätere negative Ereignisse.

Entspannungstechniken dienen dann vorerst nur der Unterbrechung der Tendenz zur Kontrastvermeidung. Generalisiert ängstliche Personen brauchen viel länger als andere Menschen, um mithilfe der Progressiven Muskelrelaxation von Entspannung profitieren zu können.[41]

Welche Erfahrungen haben Sie mit verschiedenen Entspannungsmethoden gemacht? Können Sie sich auf diese Weise gut und leicht fallen lassen oder fürchten Sie einen Kontrollverlust?

Nutzen Sie körperliche Aktivitäten zum Spannungsabbau

Entspannung ist nicht nur mithilfe von Entspannungstechniken, sondern auch mithilfe von körperlicher Aktivität möglich. Manche Menschen mit einer Generalisierten Angststörung sind geistig und körperlich so stark angespannt, dass reine Entspannungstechniken gar nicht ausreichend wirksam sind. Für viele bietet die mit den Entspannungstechniken verbundene Monotonie erst recht wieder Gelegenheit zum ängstlichen Sich-Sorgen-Machen.

Bei Angst, Furcht und jeder länger dauernden geistigen Anstrengung wird unser Körper – wie beim Urmenschen – so stark aktiviert und auch hormonell auf eine Kampf-Flucht-Reaktion vorbereitet, als ginge es buchstäblich um unser Überleben. *Sport und körperliche Aktivität* bauen die Stresshormone ab und fördern die Entspannung.

Vielleicht sind Sie ein Mensch, der die Stresshormone Adrenalin, Noradrenalin und Cortisol viel besser durch regelmäßige Bewegung als durch eher passive Entspannungsmethoden abbaut. Kann das sein? Dann wissen Sie jetzt, warum Methoden wie Autogenes Training bei Ihnen nicht so gut wirken wie bei anderen Menschen.

Sport löst nicht nur muskuläre Verspannungen und stärkt nicht nur die körperliche Fitness, sondern vermindert auch nachweislich die Ängstlichkeit und verbessert anhaltend die Stimmung. Sport bewirkt über bestimmte Stoffe im Gehirn – Endorphine, Cannabinoide, Serotonin und Dopamin – ein körperliches und seelisches Gleichgewicht. Darüber hinaus bewirkt Sport durch gleichbleibende rhythmische Bewegungen einen Flow-Effekt, das heißt ein tranceartiges Versunkensein im Tun, ohne dass Zeit zum ängstlichen Sich-Sorgen-Machen bleibt.

Ausdauersportarten wie Wandern, Walking, Laufen, Radfahren oder Schwimmen sind als ausgleichende körperliche Aktivitäten ebenso geeignet wie Gymnastik, Tanzen oder ein Konditions- und Krafttraining zu Hause oder im Fitnessstudio. Bereits kürzere Spaziergänge an der frischen Luft in Verbindung mit der Betrachtung der Natur können Ihnen helfen, innerlich zur Ruhe zu kommen. Doch auch Arbeit im Haushalt, im Garten oder anderswo kann ein hilfreiches Gegengewicht zu ständigem untätigen Sich-Sorgen-Machen sein.

Sport und jede Form von Aktivitäten stärken nicht nur den Körper, sondern auch den Geist. Es kommt zu einer besseren Durchblutung des Gehirns und in der Folge davon auch zu einer besseren geistigen Leistungsfähigkeit.

Achten Sie trotz Ängsten und Sorgen auf erfreuliche Aktivitäten

Machen Sie sich Ihre vorhandenen *Fähigkeiten und Fertigkeiten* bewusst: Durch welche Eigenschaften und Tätigkeiten zeichnen Sie sich aus? Welche Merkmale und Verhaltensweisen schätzen Ihre Verwandten, Freunde und Bekannten an Ihnen? Was haben Sie früher gerne getan? Was würden Sie jetzt und zukünftig gerne und häufiger tun, wenn Ihre Ängste, Sorgen und Befürchtungen nicht mehr Ihr ganzes Leben dominieren würden?

Viele Menschen mit einer Generalisierten Angststörung sind sehr kreative und fantasievolle Personen. Trifft das auch auf Sie zu? Wie können Sie Ihre *Kreativität* anders ausleben als in der Entwicklung von immer wieder neuen Ängsten, Sorgen und Horrorvorstellungen?

Was können Sie genießen, auch wenn diese Dinge gegenwärtig nicht im Mittelpunkt Ihrer Aufmerksamkeit stehen? Entwickeln Sie trotz Ängsten und Sorgen wieder mehr Interesse und Neugierde für jene Themenbereiche, die in der letzten Zeit Ihres Lebens zu kurz gekommen sind, ohne dass Sie sich dabei nur von Ihren Ängsten und Sorgen ablenken wollen.

Welche *Hobbys* haben Sie früher ausgeübt? Welche *Aktivitäten* könnten Sie gegenwärtig wieder mehr pflegen oder zukünftig entwickeln? Welche *sozialen Kontakte* könnten Sie wiederaufnehmen, ausbauen oder neu entwickeln, wenn Ihre Ängste und Sorgen und der damit verbundene Zeitaufwand Sie nicht mehr davon abhalten, das Haus zu verlassen? Welche Reisen möchten Sie unternehmen, wenn Sie nicht mehr durch Ihre ängstliche Besorgtheit eingeschränkt sind? Entwickeln Sie konkrete Ziele für ein Leben jenseits von Ihren Ängsten und Sorgen und setzen Sie diese so gut wie möglich um.

Verbessern Sie Ihre *Genussfähigkeit*, vor allem dann, wenn Sie als Folge einer Generalisierten Angststörung auch noch eine depressive Symptomatik entwickelt haben sollten, die zu Lustlosigkeit und Antriebslosigkeit geführt hat. Versorgen Sie Ihren verspannten und gestressten Körper mit *gesunder Ernährung* und den richtigen Getränken und fördern

Sie neben der Stärkung des Organismus auch die Freude am Genießen. Bieten Sie Ihrem Geist wieder mehr Alternativen zur ständigen Besorgtheit, wie etwa schöne Musik hören, gute Bücher lesen, interessante Filme sehen, sich an der Natur erfreuen oder Reisen unternehmen.

Nutzen Sie im Falle einer erheblichen *Schlafstörung* wirksame Methoden zur Verbesserung Ihres Schlafs, um am nächsten Tag ausreichend körperliche und geistige Energie zur Verfügung zu haben.

Schluss

Dieses Selbsthilfebuch berücksichtigt die neuesten Erkenntnisse zur Entstehung, Behandlung und Selbstbehandlung einer Generalisierten Angststörung, wie sie vor allem in den im Literaturverzeichnis aufgeführten englischsprachigen Büchern dargestellt werden.

Falls Sie bereits alle Möglichkeiten der Selbstbehandlung ausgeschöpft haben und mit den Ergebnissen nicht zufrieden sind bzw. wenn Sie merken, dass Sie allein nicht zurechtkommen oder gar in schwer auszuhaltende Seelenzustände geraten, sollten Sie vom Angebot einer Psychotherapie Gebrauch machen, möglichst bei einer Person, die ausreichend Wissen und Erfahrung in der Behandlung von Menschen mit einer Generalisierten Angststörung hat.

In bestimmten Fällen kann auch eine medikamentöse Therapie mit speziellen, dafür zugelassenen Medikamenten Erfolg versprechend sein, zumindest in dem Sinne, dass Sie die Erkenntnisse und Strategien, die Sie im Rahmen Ihrer Selbstbehandlung oder im Laufe einer Psychotherapie erworben haben, besser umsetzen können, insbesondere dann, wenn Sie als Folge der Generalisierten Angststörung auch noch depressiv geworden sein sollten.

Dieses Buch kann und will eine notwendige Psychorherapie nicht ersetzen. Es kann aber insofern ein wertvoller Therapiebegleiter sein, als es so gut wie möglich auf eine psychotherapeutische Behandlung vorbereitet oder diese durch die Stärkung Ihrer Selbstheilungskräfte vielleicht sogar verkürzt.

Verschiedene Fachleute glauben, dass die Generalisierte Angststörung mit ihren ständigen Ängsten und »Was wäre, wenn …?«-Sorgen der Grundtyp für alle Angststörungen ist. Wenn Sie mit ihr besser zurechtkommen, sei es allein oder mit fremder Hilfe, sind Sie auch leichter dazu in der Lage, eine andere Angststörung zu verhindern oder leichter zu bewältigen.

Anmerkungen

1 Vgl. Falkai & Wittchen (2015), S. 301f.
2 Vgl. Dilling u. a. (2008), S. 175f.
3 Vgl. Dilling u. a. (2006), S. 119f.
4 Vgl. Leahy (2008), S. 38–56.
5 Jacobi u. a. (2014).
6 Vgl. Clark & Beck (2010), dies. (2014).
7 Vgl. Clark & Beck (2014), S. 278.
8 Vgl. Leahy (2009), S. 164f.
9 Vgl. ebd., S. 30f.
10 Roediger (2014, 2015).
11 Vgl. Roediger (2016).
12 Vgl. Borkovec u. a. (2004).
13 Dugas & Robichaud (2007); Meares & Freeston (2015); Robichaud & Dugas (2015); Wilkinson u. a. (2011).
14 Vgl. Robichaud & Dugas (2015), S. 7f.
15 Vgl. Clark & Beck (2014); Leahy (2008); Robichaud & Dugas (2015).
16 Korn & Rudolf (2015); Wells (2011).
17 Dugas & Robichaud (2007), S. 126ff.; Robichaud & Dugas (2015), S. 71ff.
18 Wells (2011).
19 Vgl. Forsyth & Eifert (2010); Orsillo & Roemer (2012).
20 Llera & Newman (2014); Newman & Llera (2011); Newman u. a. (2013).
21 Borkovec u. a. (2004).
22 Auszra u. a. (2017); Greenberg (2016); Lammers (2015).
23 Vgl. Watson & Greenberg (2017).
24 Vgl. Leichsenring & Salzer (2014).
25 Vgl. Morschitzky (2009), S. 368–370.
26 Leahy (2009).
27 Vgl. Dugas & Robichaud (2007), S. 131f.; Meares & Freeston (2015), S. 265ff.; Robichaud & Dugas (2015), S. 120ff.; Wilkinson u. a. (2011), S. 69f.
28 Vgl. Meares & Freeston (2015), S. 291ff.
29 Vgl. Butler u. a. (2008), S. 186.
30 Vgl. Morschitzky (2011).
31 Vgl. Morschitzky (2017), S. 168–170.
32 Vgl. ebd., S. 162–168.
33 Hüther (2014).
34 Orsillo & Roemer (2012).
35 Berking (2015).
36 Auszra u. a. (2017); Greenberg (2016).
37 Vgl. Auszra u. a. (2017).

38 Alle personenbezogenen Details wurden zum Zweck der Anonymisierung verändert.
39 Vgl. Watson & Greenberg (2017).
40 Vgl. Chalmers u. a. (2014).
41 Vgl. Newman u. a. (2016).

Literatur

Andrews, G., Mahoney, A.E.J., Hobbs, M.J. & Genderson, M.R. (2016). Treatment of Generalized Anxiety Disorder. Therapist Guides and Patient Manual. Oxford: Oxford University Press.

Auszra, L., Herrmann, I.R. & Greenberg, L.S. (2017). Emotionsfokussierte Therapie. Ein Praxismanual. Göttingen: Hogrefe.

Ball, T.M., Ramsawh, H.J., Campbell-Sills, L., Paulus, M.P. & Stein, M.B. (2013). Prefrontal dysfunction during emotion regulation in generalized anxiety and panic disorder. Pathological Medicine, 43, 1475–1486.

Barnow, S. (2015). Gefühle im Griff! Wozu man Emotionen braucht und wie man sie reguliert. 2., korrigierte Auflage. Berlin, Heidelberg: Springer.

Becker, E.S. & Hoyer, J. (2005). Generalisierte Angststörung (Fortschritte der Psychologie, Band 25). Göttingen: Hogrefe.

Becker, E. & Margraf, J. (2017). Vor lauter Sorgen ... Selbsthilfe bei Generalisierter Angststörung. 2., überarbeitete Auflage. Weinheim: Beltz.

Becker, E. & Margraf, J. (2016). Generalisierte Angststörung. Ein Therapieprogramm. 3., vollständig überarbeitete Auflage. Weinheim: Beltz.

Behar, E., DiMarco, I.D., Hekler, E.B., Mohlman, J. & Staples, A.A. (2009). Current theoretical models of generalized anxiety disorder (GAD): Conceptual review and treatment implications. Journal of Anxiety Disorders, 23, 1011–1023.

Berking, M. (2015). Training emotionaler Kompetenzen. 3., vollständig überarbeitet Auflage. Berlin, Heidelberg: Springer.

Borkovec., T.D., Alcaine, O.M. & Behar, E. (2004). Avoidance theory of worry and generalized anxiety disorder. In: Heimberg, R., Turk, C. & Mennin, D. (Eds.), Generalized anxiety disorder: advances in research and practice (S. 77–108). New York: Guilford.

Butler, G., Fennell, M. & Hackman, A. (2008). Cognitive-Behavioral Therapy for Anxiety Disorders. Mastering Clinical Challenges. New York, London: Guilford.

Carbonell, D. A. (2016). The Worry Trick. How Your Brain Tricks You into Expecting the Worst and What You Can Do about It. Oakland: New Harbinger.

Chalmers, J. A., Quintana, D. S., Abbott, M. J.-A. & Kempf, A. H. (2014). Anxiety disorders are associated with reduced heart rate variability: A meta-analysis. Frontiers in Psychiatry, 5, 1–11. https://doi.org/10.3389/fpsyt.2014.00080.

Clark, D. A. & Beck, A. T. (2010). Cognitive Therapy of Anxiety Disorders. Science and Practice. New York, London: Guilford.

Clark, D. A. & Beck, A. T. (2014). Ängste bewältigen – ein Übungsbuch. Lösungen aus der Kognitiven Verhaltenstherapie. Paderborn: Junfermann.

Craske, M. G. & Barlow., D. H. (2006). Meistern Sie Angst und Sorgen! Generalisierte Angststörung bewältigen – ein Patientenmanual. Göttingen: Hogrefe.

Dilling, H., Mombour, W. & Schmidt, M. H. (2008). Internationale Klassifikation psychischer Störungen. ICD-10 Kapitel V (F). Klinisch-diagnostische Leitlinien. 6., vollständig überarbeitete Auflage. Bern: Hans Huber.

Dilling, H., Mombour, W., Schmidt, M. H. & Schulte-Markwort, E. (2006). Internationale Klassifikation psychischer Störungen. ICD-10 Kapitel V (F). Diagnostische Kriterien für Forschung und Praxis. 4., überarbeitete Auflage. Bern: Hans Huber.

Dugas, M. J. & Robichaud, M. (2007). Cognitive-Behavioral Treatment for Generalized Anxiety Disorder. From Science to Practice. New York, London: Routledge.

Eifert, G. H. & Forsyth, J. P. (2008). Akzeptanz- und Commitment-Therapie für Angststörungen. Ein praktischer Leitfaden zur Anwendung von Achtsamkeit, Akzeptanz und wertgeleiteten Verhaltensänderungsstrategien. Tübingen: dgvt.

Eifert, G. H. & Gloster, A. T. (2016). ACT bei Angststörungen. Ein praktisch bewährtes Therapiemanual. Göttingen: Hogrefe.

Falkai, P. & Wittchen, H.-U. (2015) (Hg.). Diagnostisches und Statistisches Manual Psychischer Störungen DSM-5. Deutsche Ausgabe. Göttingen: Hogrefe.

Flückinger, C. (2015). Generalisierte Angststörung erkennen und verstehen. Störungsmodelle für die Psychotherapie. Psychotherapie im Dialog, 2, 52–55.

Forsyth, J. P. & Eifert, G. H. (2010). Mit Ängsten und Sorgen erfolgreich umgehen. Ein Ratgeber für den achtsamen Weg in ein erfülltes Leben mit Hilfe von ACT. Göttingen: Hogrefe.

Fresco, D. M., Mennin, D. S., Heimberg, R. G. & Ritter M. (2013). Emotion regulation therapy for generalized anxiety disorder. Cognitive and Behavioral Practice, 20, 282–300.

Greenberg, L. S. Emotionsfokussierte Therapie. 2. Auflage. München, Basel: Ernst Reinhardt.

Gross, J. J. (Ed.). (2015). Handbook of Emotion Regulation. Second edition. New York, London: Guilford.

Hazlett-Stevens, H. (2008). Psychological Approaches to Generalized Anxiety Disorder. A Clinician's Guide to Assessment and Treatment. New York: Springer.

Heimberg, R. G., Turk, C. L. & Mennin, D. S. (Eds.) (2004). Generalized Anxiety Disorder. Advances in Reseach and Practice. New York, London: Guilford.

Hilbert, K., Lueken, U. & Beesdo-Baum, K. (2014). Neural structures, functioning and connectivity in General Anxiety Disorder and interaction with neuroendocrine systems: A systematic review. Journal of Affective Disorders, 158, 114–126.

Hoyer, J., Beesdo-Baum, K. & Becker, E. S. (2016). Ratgeber Generalisierte Angststörung: Informationen für Betroffene und Angehörige (Ratgeber zur Reihe Fortschritte der Psychotherapie). 2., aktualisierte Auflage. Göttingen: Hogrefe.

Hüther, G. (2014). Die Macht der inneren Bilder. Wie Visionen das Gehirn, den Menschen und die Welt verändern. 8. Auflage. Göttingen: Vandenhoeck & Ruprecht.

Jacobi, F., Höfler, M., Strehle, J. u. a. (2014). Psychische Störungen in der Allgemeinbevölkerung. Studie zur Gesundheit Erwachsener in Deutschland und ihr Zusatzmodul Psychische Gesundheit (DEGS1-MH). Der Nervenarzt, 85, 77–87.

Kannis-Dymand, L. & Carter, J. D. (2015). How to Deal with Anxiety. A 5-Step, CBT-Based Plan for Overcoming Generalized Anxiety Disorder (GAD) and Worry. London: John Murray Learning.

Kershaw, C. & Wade, B. (2017). The Worry-Free Mind. Train Your Brain, Calm the Stress Spin Cycle, and Discover a Happier, More Productive You. Wayne, NJ: Career Press.

Korn, O. & Rudolf, S. (2015). Sorgenlos und grübelfrei. Wie der Ausstieg aus der Grübelfalle gelingt. Selbsthilfe und Therapiebegleitung mit Metakognitiver Therapie. Weinheim: Beltz.

Lammers, C.-H. (2015). Emotionsfokussierte Methoden. Techniken der Verhaltenstherapie. Weinheim: Beltz.
Leahy, R. L. (2008). The Worry Cure. Stop Worrying and Start Living. London: Piatkus Books.
Leahy, R. (2009). Anxiety Free. Unravel Your Fears before They Unravel You. London: Hay House.
Leichsenring, F. & Salzer, S. (2014). Generalisierte Angststörung. Psychodynamische Therapie (Praxis der psychodynamischen Psychotherapie – analytische und tiefenpsychologisch fundierte Psychotherapie, Band 4). Göttingen: Hogrefe.
Lejeune, C. (2008). Gut leben – mit kleinen und großen Sorgen. Das Übungsbuch. Stuttgart: Kreuz.
Llera, S. J. & Newman, M. G. (2014). Rethinking the role of worry in generalized anxiety disorder: Evidence supporting a model of emotional contrast avoidance. Behavior Therapy, 45, S. 283–299.
Meares, K. & Freeston, M. (2015). Overcoming Worry and Generalized Anxiety Disorder. A Self-Help Guide Using Cognitive Behavioral Techniques. Revised and updated edition. London: Robinson.
Mennin, D. S. (2004). Emotion regulation therapy for generalized anxiety disorder. Clinical Psychology and Psychotherapy, 11, 17–29.
Morschitzky, H. (2009). Angststörungen. Diagnostik, Konzepte, Therapie, Selbsthilfe. 4., überarbeitete und erweiterte Auflage. Wien: Springer.
Morschitzky, H. (2013). Die Angst zu versagen und wie man sie besiegt. 6. Auflage. Ostfildern: Patmos.
Morschitzky, H. (2017). Wenn Platzangst das Leben einengt. Agoraphobie bewältigen. Ein Selbsthilfeprogramm. Ostfildern: Patmos.
Newman, M. G. & Llera, S. J. (2011). A Novel Theory of Experiential Avoidance in Generalized Anxiety Disorder: A Review and Synthesis of Research Supporting a Contrast Avoidance Model of Worry. Clinical Psychology Review, 31, 371–382.
Newman, M. G., Llera, S. J., Erickson, T. M., Przeworski, A. & Castonguay, L. G. (2013). Worry and generalized anxiety disorder: A review and theoretical synthesis of evidence on nature, etiology, mechanisms, and treatment. Annual Review of Clinical Psychology, 9, 275–297.
Newman, M. G., Llera, S. J., Erickson, T. M. & Przeworski, A. (2014). Basic science and clinical application of the Contrast Avoidance Model in generalized anxiety disorder. Journal of Psychotherapy Integration, 24, 155–167.

Newman, M. G., Lafreniere, L. S. & Jacobson, N. C. (2016). Relaxation-induced anxiety: Effects of peak and trajectories of change on treatment outcome for generalized anxiety disorder. Psychotherapy Research. Published online: 18 Nov 2016, 1–14. http://dx.doi.org/10.1080/10503307.2016.1253891.

Orsillo, S. & Roemer, L. (2012). Der achtsame Weg durch die Angst. Wie wir andauernde Sorgen und Grübelei hinter uns lassen und zu einem erfüllten Leben finden. Freiburg im Breisgau: Arbor.

Orsillo, S. M. & Roemer, L. (2016). Worry Less, Live More: The Mindful Way Through Anxiety Workbook. New York, London: Guilford.

Robichaud, M. & Dugas, M. J. (2015). The Generalized Anxiety Disorder Workbook. A Comprehensive CBT Guide for Coping with Uncertainty, Worry, and Fear. Oakland: New Harbinger.

Roediger, E. (2014). Wer A sagt … muss noch lange nicht B sagen. Lebensfallen und lästige Gewohnheiten hinter sich lassen. München: Kösel.

Roediger, E. (2015). Raus aus den Lebensfallen. Das Schematherapie-Patientenbuch. 2. Auflage. Paderborn: Junfermann.

Roediger, E. (2016). Schematherapie. Grundlagen, Modell und Praxis. 3., vollständig überarbeitete Auflage. Stuttgart: Schattauer.

Rygh, J. L. & Sanderson, W. C. (2004). Treating Generalized Anxiety Disorder. Evidence-Based Strategies, Tools, and Techniques. New York, London: Guilford.

Schmidt-Traub, S. (2008). Generalisierte Angststörung. Ein Ratgeber für übermäßig besorgte und ängstliche Menschen. Göttingen: Hogrefe.

Watson, J. C. & Greenberg, L. S. (2017). Emotion-Focused Therapy for Generalized Anxiety. Washington: American Psychological Association.

Wells, A. (2011). Metakognitive Therapie bei Angststörungen und Depression. Weinheim: Beltz.

Wilkinson, A., Meares, K. & Freeston, M. (2011). CBT for Worry and Generalized Anxiety Disorder. London: Sage.

Wilson, R. (2016). Stopping the Noise in Your Head. The New Way to Overcome Anxiety and Worry. London: Penguin.

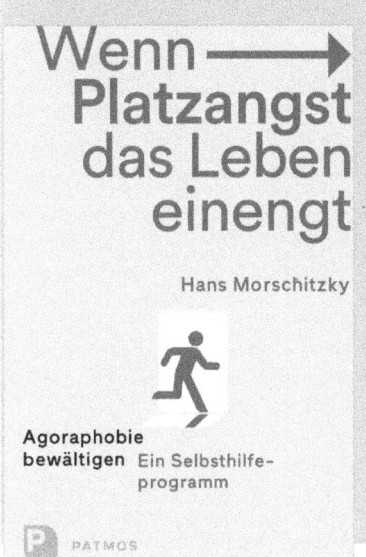

In 7 Schritten Angst und Enge überwinden

Hans Morschitzky
Wenn Platzangst das Leben einengt
Agoraphobie bewältigen
Ein Selbsthilfeprogramm

216 Seiten
Paperback, 14 x 22 cm
ISBN 978-3-8436-0912-8

Auch als eBook

»Ich fahre nicht mit dem Aufzug, da bekomme ich Platzangst!« – »Aufs Stadtfest komme ich nicht mit. Ich kippe dort bestimmt um!« Menschen mit einer Klaustrophobie oder Agoraphobie fürchten Situationen, in denen eine Flucht nur schwer möglich ist oder keine Hilfe zur Verfügung steht. Aus Angst, hilflos ausgeliefert zu sein, schränken viele Betroffene ihr Leben stark ein.
Der erfahrene Psychotherapeut Hans Morschitzky beschreibt anschaulich, was Platzangst ist, und erklärt die Hintergründe für ihre Entstehung. In einem verhaltenstherapeutischen 7-Schritte-Programm gibt er Betroffenen kompetent Hilfestellung, wie sie ihre Ängste bewältigen können.

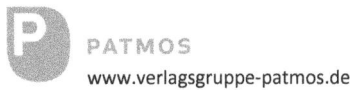

www.verlagsgruppe-patmos.de